JN057046

フレイル対策シリーズ⑤

循環器系と健康長寿・フレイル対策

監修 葛谷 雅文
楽木 宏実
編集 大石 充

先端医学社

シリーズ発刊に寄せて

　健康で長寿を達成するために，若い時からの健康管理，定期的な医療機関の受診，健康志向の高い食品の摂取や運動など，さまざまなことが考えられ，それぞれに重要である．高齢に至ってからはとくにフレイル対策が重要であり，国を挙げて推進すべき課題でもある．本シリーズは，健康長寿を達成するために，またフレイル対策を推進するために，個人の努力に加え，医療関係者や介護関係者が多職種協働して対策することを願って企画したものである．POINT と図表だけで概要が理解できるような工夫や平易な表現を心がけた．本シリーズの基本編で全体像を把握いただき，今後順次発行予定のシリーズ各論で理解をより深めていただきたい．健康長寿に興味のある一般の方や学生を含めて幅広い方々に読んでいただき，ご自身のために，患者さんのために，国民のために，日本の将来構築のために活かしてもらえれば幸いである．

監修　葛谷　雅文　楽木　宏実

序文

　循環器領域でのフレイルの重要性は日に日に増している．心不全の病態にフレイルが深くかかわっており，心臓リハビリテーションでフレイルの予防・加療をすることが心不全の予後に大きく影響をするなど，フレイルは病態に深くかかわっている．一方で，デバイスの進歩でカテーテル治療適応も大きく拡大し，大動脈弁狭窄症に対する経カテーテル的大動脈弁留置術（TAVI）は，手術適応にフレイルが大きく関係している．このように循環器領域における高齢者医療はフレイルと密接な関連性を有し，生命予後だけではなく QOL や ADL を重視した医療に大きく方向転換している．

　本書では各方面の専門家から病態と評価，フレイルと各種疾患との関連性，循環器疾患を有するフレイルに対する介入と地域で支える取り組みなどについて詳細に解説していただいた．また，日常臨牀で判断に迷う，虚血性心疾患の治療法の選択と高血圧の降圧目標に関しては紙上ディベートの形で検討していただいた．本書が循環器領域と健康長寿・フレイルの診療の一助になれば幸いです．

2022 年 8 月
編集　大石　充

CONTENTS

ii

● 協力いただいたコメント者（多職種の視点）
　三宅　清美　大分大学医学部附属病院看護部　看護師
　鎌田　理之　大阪大学医学部附属病院リハビリテーション部　理学療法士
　中尾　周平　鹿児島大学病院リハビリテーション部　理学療法士
　中島菜穂子　久留米大学病院看護部　看護師
　齋藤　慶子　ゆみのハートクリニック　医療ソーシャルワーカー

執 筆 者 一 覧

▌監修

葛谷　雅文　名古屋鉄道健康保険組合 名鉄病院 院長（名古屋大学名誉教授）
楽木　宏実　大阪大学大学院医学系研究科老年・総合内科学 教授

▌編集

大石　　充　鹿児島大学心臓血管・高血圧内科学 教授

▌執筆者（掲載順）

宮田　昌明　鹿児島大学医学部保健学科 教授
清水　敦哉　国立長寿医療研究センター循環器内科 部長
江頭　正人　東京大学大学院医学系研究科医学教育国際研究センター医学教育学部門 教授
竹中　俊宏　垂水市立医療センター垂水中央病院 院長
北岡　裕章　高知大学医学部老年病・循環器内科学 教授
下澤　達雄　国際医療福祉大学医学部臨床検査医学 主任教授
桑波田　聡　垂水市立医療センター垂水中央病院循環器内科 部長
大石　　充　鹿児島大学心臓血管・高血圧内科学 教授
髙﨑　州亜　鹿児島医療センター循環器内科 部長
東條　大輝　北里大学北里研究所病院循環器内科 部長
志村　徹郎　豊橋ハートセンター，岐阜ハートセンター循環器内科
髙橋　尚彦　大分大学医学部循環器内科・臨床検査診断学講座 教授
坂本　憲治　熊本大学病院心血管先端医療寄附講座 客員准教授
辻田　賢一　熊本大学大学院生命科学研究部循環器内科 教授
福井　寿啓　熊本大学大学院生命科学研究部心臓血管外科 教授
神﨑万智子　大阪大学大学院医学系研究科循環器内科学 特任研究員
坂田　泰史　大阪大学大学院医学系研究科循環器内科学 教授
池田　義之　鹿児島大学大学院医歯学総合研究科心臓血管・高血圧内科学 准教授
有田　武史　福岡和白病院内科・循環器内科，副院長
大西　勝也　大西内科ハートクリニック 院長
浦田　秀則　福岡大学筑紫病院循環器内科 教授
窪薗　琢郎　鹿児島大学大学院医歯学総合研究科心臓血管・高血圧内科学 講師
竹屋　　泰　大阪大学大学院医学系研究科保健学専攻看護実践開発科学講座
　　　　　　老年看護学教室 教授
柴田　龍宏　久留米大学医学部内科学講座心臓・血管内科部門 助教
福本　義弘　久留米大学医学部内科学講座心臓・血管内科部門 主任教授
上瀧　健二　帝京大学福岡医療技術学部理学療法学科 講師
池田　久雄　杉循環器科内科病院 院長
門田　一繁　倉敷中央病院心臓病センター循環器内科 主任部長
田中　宏和　ゆみのハートクリニック 院長
原田　和昌　東京都健康長寿医療センター循環器内科 副院長
又吉哲太郎　琉球大学医学部附属病院キャリア形成支援センター 助教
山本　浩一　大阪大学大学院医学系研究科老年・総合内科学 准教授

PART 1

循環器系と 加齢変化

1 循環器系の仕組みと加齢変化

循環器系の仕組みと機能を知ろう

1. 心臓の仕組みを知ろう

　心臓は，左右の心房と心室の 4 つの心腔から成り立つ．4 つの心腔の間には弁があり，左房と左室の間に僧帽弁，左室と大動脈の間に大動脈弁，右房と右室の間に三尖弁，右室と肺動脈の間に肺動脈弁が存在し，心臓の収縮・拡張に合わせて血液を一定方向に流す役割を果たしている．図❶に心エコーによる心臓の 4 つの心腔と大動脈弁，僧帽弁，三尖弁の位置を示す．左室は右室に比べ内腔圧が高いため，左室壁厚は右室壁に比べて厚い．また，心尖部四腔像での右心系と左心系の判別には，三尖弁が中隔に付着する部位が，僧帽弁のそれよりも高く（心尖部寄りに）位置していることを利用する．

　心房や心室は電気刺激で収縮しており，この電気刺激の通り道が刺激伝導

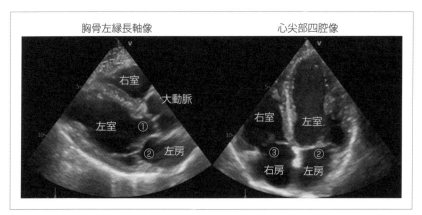

図❶　心エコーによる心臓の解剖
①大動脈弁，②僧帽弁，③三尖弁．心尖部四腔像では，三尖弁が中隔に付着する部位が，僧帽弁のそれよりも高く（心尖部寄りに）位置する．

系である．刺激伝導系では，ペースメーカーである洞結節の電気刺激が，心房壁，房室結節，ヒス束，左脚・右脚，プルキンエ線維の順に伝導する．心電図では，P波は心房の脱分極（収縮），QRS波は心室の脱分極（収縮），T波は心室の再分極により生じ，PQ時間は，洞房結節から房室結節までの興奮が到達する時間である．

2. 心臓の機能を知ろう

　心臓の主な機能は，全身に血液を送るポンプ作用である．ヒトの心臓の1回の心拍出量は約70 mLであり，心拍数が70/分であれば，1分間の心拍出量（毎分心拍出量）は約5 Lとなる．ヒトの血液量は約5 Lであり，1分間で血液が入れ替わっていることになる．毎分心拍出量は，体格により増減するため，体表面積で割って心係数を求めて個々の体格差を補正して表す．

心係数（L/min/m^2）＝毎分心拍出量（L/min）÷体表面積（m^2）

心係数が2.2以下では，心拍出量の低下に伴う末梢循環不全と診断する．

　心臓は血液を送り出すポンプ機能だけではなく，心房から心房性ナトリウム利尿ペプチド（ANP），心室からは脳性ナトリウム利尿ペプチド（BNP）といった利尿作用ホルモンを分泌する内分泌臓器でもある．心室に圧負荷や容量負荷や虚血が生じると心筋細胞からproBNPが分泌され，proBNPはfurinという酵素で切断され，生理活性をもつBNPと生理活性のないNT-proBNPに分かれ，BNPやNT-proBNPは心不全マーカーとしても臨床で使用されている．

3. 血管の仕組みを知ろう

　動脈は，内膜・中膜・外膜の3つの層から成り立ち，内膜は一層の内皮細胞とその下に結合織があり，内弾性板を隔てて，中膜には血管平滑筋と結合

POINT
- 心臓は，血液を送り出すポンプ機能だけでなく，ANP，BNPなどの利尿作用ホルモンを分泌する内分泌臓器でもある．

3

組織があり，外弾性板を隔てて，外膜は結合織で形成される．静脈も三層構造で形成されるが，動脈に比べ三層とも薄く，静脈には弁があり，逆流を防いでいる．

4. 血管の機能を知ろう

　動脈，特に中膜の弾性線維が豊富な弾性動脈は，ふいご作用で血液を末梢に送るのを助けている．静脈は，筋ポンプと静脈弁により血液を末梢から心臓に送り込んでおり，「筋肉は第二の心臓」と言われる所以である．

▍▍▍ 循環器機能の加齢変化を知ろう

1. 加齢に伴う心臓の変化

　加齢に伴い基礎代謝は低下し，心係数が低下し，心機能は低下する．心係数の低下には，心筋細胞の線維化に伴う心収縮機能の低下のみならず，心拡張機能の低下も大きく関与する．心エコーを用い，左室駆出率により収縮能を評価できるが，拡張能も評価可能である（図❷）．パルスドプラ法による僧帽弁血流速度波形には，左室の拡張に伴う拡張早期波（E波）と心房収縮による心房収縮波（A波）がある．正常ではE波の高さがA波の高さより高い（E/A＞1）が，加齢に伴い拡張能が低下するとE波が小さくなりA波が高くなる（E/A＜1）．また，組織ドプラ法による僧帽弁輪速度波形は，前述の僧帽弁血流速度波形と鏡面像を呈し，正常では深いE'波と浅いA'波があるが，拡張機能の低下とともにE'波の深さが小さくなり，拡張能低下の指標となる[1]．

　さらに，加齢に伴い大動脈弁の動脈硬化性変性により，大動脈弁が硬化し，大動脈弁開放制限から大動脈弁狭窄症を呈し，心機能低下の原因となることもある．

　また，加齢に伴い刺激伝導系も機能が低下し，右脚の伝導障害により完全右脚ブロックを，また，房室結節の障害により完全房室ブロックを発症することがある．高齢者では心房筋の変性により心房細動を発症し，心機能低下や心原性脳梗塞の原因となることもある．

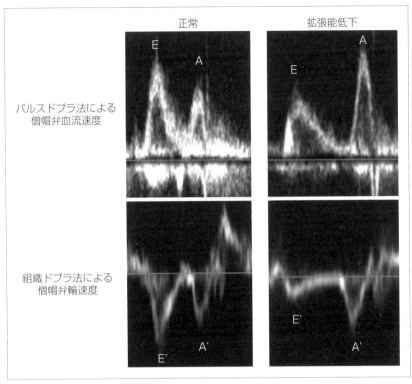

正常　　　　　　　　　拡張能低下

パルスドプラ法による
僧帽弁血流速度

組織ドプラ法による
僧帽弁輪速度

図❷　高齢者の左室拡張能低下（心エコーによる評価）

E：拡張早期波，A：心房収縮波，E'：拡張早期僧帽弁輪運動速度，A'：心房収縮期僧帽弁輪運動
速度

2. 加齢に伴う血管の変化

　「人は血管とともに老いる」という言葉があるように，加齢に伴い内膜が肥厚して血管が硬くなり，内膜に脂質が蓄積するとプラークを形成して血管内腔が狭小化し，さらにプラークが破綻して血栓が形成され，血栓が血管内腔を塞ぐと血流が遮断され梗塞を起こす．頸動脈エコーでは，内膜・中膜の厚さ（intima-media thickness：IMT）を測定し，1.1 mm 以上で IMT 肥厚と判断し，さらに，プラークの大きさやその性状も評価することができる．

　動脈の硬化度を評価する方法としては，脈波伝播速度（pulse wave velocity：PWV）があり，臨床や健診の現場では，brachial-ankle PWV（baPWV）や Cardio-Ankle Vascular Index（CAVI）が用いられている．ゴム管のように

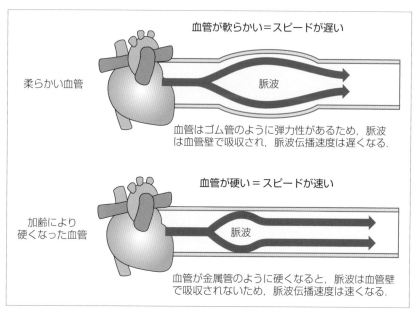

血管が軟らかい＝スピードが遅い

柔らかい血管

脈波

血管はゴム管のように弾力性があるため，脈波は血管壁で吸収され，脈波伝播速度は遅くなる．

血管が硬い＝スピードが速い

加齢により
硬くなった血管

脈波

血管が金属管のように硬くなると，脈波は血管壁で吸収されないため，脈波伝播速度は速くなる．

図❸　柔らかい血管と硬い血管の脈波伝播速度

柔らかな血管では PWV は遅いが，加齢により金属管のように硬くなれば PWV は速くなる（図❸）．

POINT

● 加齢に伴い，心筋細胞の線維化，大動脈弁の動脈硬化性変性，刺激伝導系の障害などから心機能が低下する．血管も肥厚し固くなり，血栓や梗塞を引き起こしやすくなる．

▌▌▌ 高齢者病態の背景を知ろう

　高齢者の病態を正しく理解するためには，加齢による身体的な変化のみならず，生活習慣を含めた生活環境の変化や精神的な変化を考慮し，これらが複雑に関連していることを認識する必要がある[2]．身体的変化としては，心肺機能，免疫力，内分泌機能，嚥下機能の低下に加え，筋力，バランス，聴

身体的変化
・心肺機能低下
・免疫低下・内分泌低下
・筋力低下・バランス低下
・聴力低下・視力低下

生活習慣・環境変化
・退職・転居
・死別・独居
・人的交流疎遠
・低栄養・低蛋白
・野菜摂取不足

精神的変化
・健康観の低下
・認知機能低下
・抑うつ状態
・不安
・神経症

図❹　高齢者病態の背景

力，視力の低下や視野の狭小化などが生じる．精神的変化としては，健康観の低下，認知機能低下，抑うつ状態，不安，神経症などを生じることがある．高齢者の生活環境は，退職，転居，死別などを通して独居や人との交流が少なくなるなどの問題が生じる．生活習慣としては，低栄養や低蛋白，野菜摂取不足，アルコール多飲などの食習慣の問題に加え，睡眠障害などの問題を抱える高齢者は多い．個々の高齢者に対応する時には患者の病気のみならず，これらの高齢者特有の背景を個別に把握して対応策を考える必要がある（図❹）．

(宮田　昌明)

POINT

● 加齢による身体的変化，生活習慣・環境の変化，精神的変化が複雑に関連していることを念頭に臨床における対応策を考える．

References

1）Sohn DW *et al*：Assessment of mitral annulus velocity by Doppler tissue imaging in the evaluation

of left ventricular diastolic function. *J Am Coll Cardiol* **30** ：474-480, 1997
2) Feng Z *et al*：Risk factors and protective factors associated with incident or increase of frailty among community-dwelling older adults：A systematic review of longitudinal studies. *PLoS One* **12**：e0178383, 2017

2 高齢期に注意したい循環器機能障害

　人が健常な日常生活を送るためには，必要度に応じた血流が全身諸臓器に供給され続けることが前提となる．このような全身への血流供給の状態を循環動態と呼ぶ．循環動態は主に心臓，血管，および自律神経によって調節・維持されているが，高齢患者ではこれらの臓器の加齢性あるいは疾患にもとづく機能低下によって，適切な全身臓器への血流供給調節と維持が困難となり，活動性の低下，そして遠隔期にはフレイルをきたす．ここでは，日常臨床にて比較的頻繁に遭遇する循環器領域の機能障害とその成因について概説したのち，病態疫学，そして臨床的な特徴などについて説明する．

▌▌▌ 高齢期に注意したい機能障害とその成因

1. 高血圧

　高齢者高血圧では収縮期高血圧が多い[1]．その主要な発症基盤は，加齢にもとづく動脈の構造的・機能的な変化である．一般に若年健常者の血管はしなやかで伸展性が高いために，心拍出時の血管内腔圧上昇は大動脈弓部主体の膨張によって抑制され，収縮期血圧が過剰には上昇しない．それに対して高齢者では，加齢に伴う細胞間質の増生によって大血管の伸展性が低下し硬くなる（硬化性変化）ために，心拍出時の大動脈弓部主体の膨張は不十分となり，結果的に血管内腔圧が上昇し収縮期血圧も上昇する．一方，心拡張相では，心拍出時に膨張した血管壁が生み出す張力が健常者は高いために，拡張期血圧が過度に低下することはないのに対し，膨張が不十分な高齢者の血管壁では十分な張力が得られないために，拡張期血圧は概して低下する．

2. 心不全

　心ポンプ機能の慢性的な低下が原因となって惹起される病態を心不全と呼

ぶ．近年，このような心ポンプ機能の低下には，おおむね2つのタイプが存在することが明らかとなった[2]．一つは，心筋梗塞や心臓弁膜症などのために心筋細胞が広範に脱落して左室収縮能が低下した，収縮不全型の心不全であり，もう一つは，加齢や高血圧のために心筋細胞肥大と細胞間質増生が誘導され左室拡張能が低下した，拡張不全型の心不全である．いずれのタイプの心不全であろうと心ポンプ機能の低下という点では共通するため，病態進行に伴って，持久力の低下，労作時の息切れや倦怠感などの心不全症状を呈する．

3. 起立性低血圧

起立時の血圧低下に対して，健常者では圧受容体反射を介して瞬時に心拍数の増加，心収縮の増強，血管の収縮などの血圧上昇反応が惹起されるため，脳虚血に陥ることは通常ない[3]．しかし自律神経障害を伴う疾患（パーキンソン病や糖尿病など）を有する患者では，このような自律神経反射にもとづく血圧上昇反応が障害されるために，起立後にめまいやふらつき，時には失神といった脳虚血発作が誘発される．また，高齢者ではしばしば認められる高度動脈硬化進行患者でも，起立時の血圧低下に対する末梢動脈の収縮反応が硬化性変化のために低下しており，起立性低血圧を発症しやすい．なお多くの降圧薬（カルシウム拮抗薬・ACE阻害薬・ARB・α/β遮断薬）は，末梢動脈の収縮を抑制する方向へと作用するため，これらを内服している患者ではしばしば起立性低血圧が認められる．

4. 末梢閉塞性動脈疾患による間欠性跛行

健常者では，下肢筋のエネルギー需要に見合った血流が，腹部大動脈～腸骨動脈～大腿動脈を介して定常的に供給されている．しかし，これらの大血管に動脈硬化にもとづく狭窄病変が出現すると，病変部遠位側への血流供給

POINT
● 高齢患者では臓器の加齢性あるいは疾患による機能低下によって，全身臓器への血流供給調節と維持が困難となり，活動性の低下やフレイルをきたす．

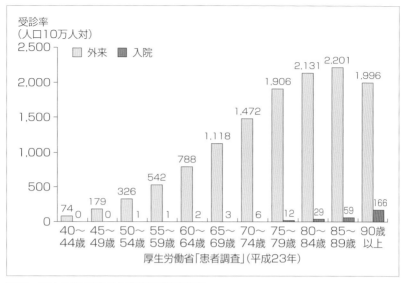

図❶　高血圧性疾患の年齢階層別受診率

（日本生活習慣病予防協会ホームページより引用）

が低下する．狭窄が軽～中等度であれば，激しい労作時のみに下肢のしびれ
や疼痛を自覚するに留まるが，狭窄が高度ないし血管閉塞に至ると，安静時
でさえこれらの症状が継続する[4]．一般にはこのような症状のために患者の
活動性は徐々に低下し，心肺機能低下や下肢筋萎縮などを遠隔期には惹起
する．

高齢期に注意したい機能障害の疫学と臨床的特徴

1. 高血圧症

　高血圧症は，脳血管障害，心血管疾患，慢性腎臓病などの重大疾患の発症
リスクを上昇させるという点で，注意を要する疾患である．現在わが国には
およそ4,300万人の高血圧患者が存在し，うち1,000万人が投薬治療を受け
ていると推定されている．全患者の8～9割は特殊な基礎疾患によらない本
態性高血圧であり，加齢とともにその有病率は上昇することが明らかとされ
ている（図❶）．一般に高齢高血圧患者では，血圧の動揺性が高く，収縮期高

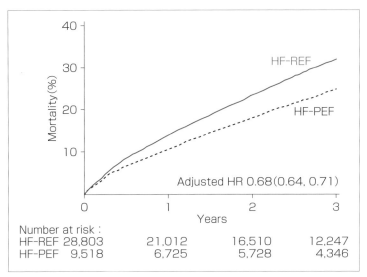

図❷ 左室拡張障害型心不全（HF-PEF）と左室収縮障害型心不全（HF-REF）の全死亡率

（文献5より引用）

血圧や白衣高血圧が多いなどの臨床的特徴がある。一方で高血圧患者のおよそ1〜2割は，内分泌疾患や腎血管疾患あるいは薬剤によって惹起される二次性高血圧であると推定されており，高齢者ではその頻度がやや高い傾向にある。一般に二次性高血圧患者では，通常の降圧治療で十分な効果が得られにくいことがあるという臨床的特徴を有する。

2. 心不全

日本における死因別死亡総数で，2番目に多いのは心疾患による死亡であり，その内訳中の最多は心不全死である。心不全罹患率は加齢とともに増加するため，わが国の患者数は年々増加している。さらに近年の疫学研究により，左室拡張障害型心不全が，わが国の心不全入院患者全体の半数以上（50.6〜68.7％）を占めることが明らかとされている。なお，比較的若い年齢層では，左室拡張障害型心不全の予後は，左室収縮障害型心不全の予後と比べて多少良好ではある（**図❷**)[5]ものの，こと高齢者に限っては，いずれのタ

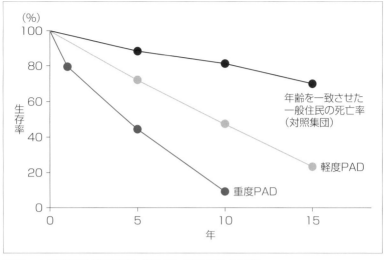

図❸　末梢閉塞性動脈疾患（PAD）患者の生命予後

(TASC Ⅱ Working Group 著/日本脈管学会編訳：下肢閉塞性動脈硬化症の診断・治療指針
Ⅱ，メディカルトリビューン，東京，2007 より引用)

イプであろうと，その予後は同等に悪いことが明らかとされている．また高
齢化に伴って，左室拡張障害型心不全は今後もいっそう増加すると予想され
るが，先行する明らかな心疾患既往のない高齢者であっても左室拡張障害型
心不全は出現しうるという点が，左室収縮障害型心不全とは異なる臨床的特
徴である．

3. 起立性低血圧

　起立性低血圧は，加齢によって増加することが明らかとされている．高齢
者における罹患率はおおむね 20％前後（5〜30％）と推定されている．ま
た，特別な合併症のない健常高齢者であっても，その 10.7％が起立性低血圧
の診断基準を満たすことが[6]，一方，降圧薬を内服している高齢高血圧患者
ではおよそ50〜65％に起立性低血圧が存在する[7]ことが報告されている．さ
らに，長期介護施設の入所者で頻度が高いことも報告されている．なお病態
の臨床的特徴としては，仰臥位・座位の状態から立位への体位変換後に症状
が誘発されること，また，脱水や降圧薬内服の有無といった患者条件の違い

によって，症状の起こりやすさや重症度に違いがあることなどがあげられる．

4. 末梢閉塞性動脈疾患による間欠性跛行

　本疾患の有病率は，健常な高齢者で3〜6％，糖尿病患者で5〜10％，虚血性心疾患や脳血管障害患者で10〜20％，血液透析患者で10〜20％と報告されている．また，男性，60歳以上，喫煙・糖尿病・高血圧・脂質異常症などの合併が，主要な危険因子であることが明らかとされている．なお本疾患有病者の臨床的特徴として，半数以上が脳血管疾患や冠動脈疾患を合併していること，さらに1年間の死亡率が3.8％，脳心血管イベント発生率も5.4％と，著しく高いことが明らかとされている[8]（図❸）．

（清水 敦哉）

■ References ■

1) 日本高血圧学会高血圧治療ガイドライン作成委員会：高血圧治療ガイドライン2019，日本高血圧学会，東京，2019
2) 日本循環器学会／日本心不全学会合同ガイドライン．急性・慢性心不全診療ガイドライン（2017年改訂版），2018
3) 日本循環器学会ほか：失神の診断・治療ガイドライン．Circ J 71（Suppl IV）：1049-1101，2007
4) 日本循環器学会ほか：末梢閉塞性動脈疾患の治療ガイドライン（2015年改訂版），2015
5) Meta-analysis Global Group in Chronic Heart Failure（MAGGIC）：The survival of patients with heart failure with preserved or reduced left ventricular ejection fraction：an individual patient data meta-analysis. Eur Heart J 33：1750-1757, 2012
6) Mader SL et al：Low prevalence of postural hypotension among community-dwelling elderly. JAMA 258：1511-1514, 1987
7) Poon IO et al：High prevalence of orthostatic hypotension and its correlation with potentially causative medications among elderly veterans. J Clin Pharm Ther 30：173-178, 2005
8) Norgren L et al：Inter-Society Consensus for the Management of Peripheral Arterial Disease（TASC II）. J Vasc Surg 45（Suppl S）：S5-S67, 2007

3 高齢期の循環器機能障害とフレイル

　日本の高齢化率（65歳以上の高齢者の割合）は25％を超え，超高齢化社会にいよいよ突入した．さらに，2025年には30％を超えることが予想され，いわゆる2025年問題をまもなく迎える．団塊の世代のすべてが75歳以上の後期高齢者となり，勤労世代2人で1人の高齢者を支える時代である．高齢者においては生理的予備能が少しずつ低下し，恒常性が失われていく．健常な状態から要介護状態に突然移行することは，脳卒中などのケースでみられるが，今後人口増加が見込まれる後期高齢者（75歳以上）の多くの場合，フレイルの段階を経て，徐々に要介護状態に陥ると考えられている．

　フレイルとは，高齢期に予備能が低下しストレスに対する脆弱性が亢進した状態で，サルコペニアなどの身体的問題，認知機能障害やうつなどの精神・心理的問題，独居や経済的困窮などの社会的問題を含む多面的概念である．循環器疾患の多くは加齢とともに有病率が増える老年疾患であり，したがって超高齢社会を迎える日本では循環器疾患をもつ患者も高齢化し，その結果循環器疾患をもつフレイル患者が著しく増加している．

高齢者の循環器疾患とフレイル

　フレイルと循環器疾患には重要な関連がある．フレイルと循環器疾患についてのシステマティックレビュー[1]によると，地域在住の高齢者において循環器疾患があるとフレイルの有病率は2.7～4.1倍，罹患率は1.5倍になると報告されている．また，歩行速度の低下（フレイルの代表的指標）があると循環器疾患の罹患率は，1.6倍になる．つまり循環器疾患はフレイルのリスクファクターであり，フレイルは循環器疾患のリスクファクターといえる．循環器疾患はフレイルを惹起し，フレイルは循環器疾患の罹患率を高めるといった悪循環を形成する可能性がある．さらに，重症の循環器疾患をもつ高

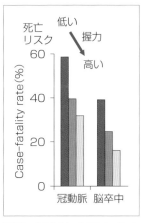

図❶　握力は，全死亡，心血
管死亡を予測しうる

（文献2より引用）

齢者がフレイルを合併すると全死亡リスクが1.6〜4倍になるとともに，フレイルの循環器疾患患者は，循環器疾患以外の原因での死亡リスクも著しく高いことが示されている．さらに身体的フレイルの一つの重要な指標である握力が低いことは，全死亡のみでなく循環器疾患による死亡の予測因子であることも報告されている（図❶）[2]．また，BMIで18未満の極端なやせは，循環器疾患による死亡，心筋梗塞，脳卒中の発症リスクと関連することも報告されている[3]．

高齢者の心不全とフレイル

　高齢者では収縮能が比較的保たれた心不全（heart failure with preserved ejection fraction：HFpEF）が多く，心筋梗塞や拡張型心筋症などを基盤とする収縮能が低下した心不全（heart failure with reduced ejection fraction：HFrEF）の割合は，高齢者では相対的に低下することが知られている．HFpEFはHFrEFとほぼ同等の死亡率を示すだけでなく，降圧以外に有効な予防法が確立されていない．したがって，高齢者心不全の病態を把握して有効な治療法・予防法を確立することが急務となっている．高齢者心不全では心臓以外

の因子の関与が研究されてきた．その1つがフレイルである．高齢者心不全の予後を決定するのは，左室駆出率よりもむしろ慢性腎臓病（CKD）などの併存症や低栄養，フレイルとされている．

　心不全患者の49％がフレイルであり，フレイルは低心拍出量と関係したとの報告がある[4]．さらに，高齢者心不全患者ではフレイルを合併すると予後が不良となる．497名の心不全患者を対象としたスペインの多施設共同研究において，Friedの定義を用いたフレイルの存在が生命予後と心不全による再入院に影響を及ぼすことが報告されている[5]．この研究ではFriedの定義項目の中でも歩行スピードが心機能低下と関連性があるとしている．また，心不全患者の2年間の追跡調査では，フレイルを有する群で救急要請リスクが92％，再入院リスクが65％上昇したことが報告されている[6]．

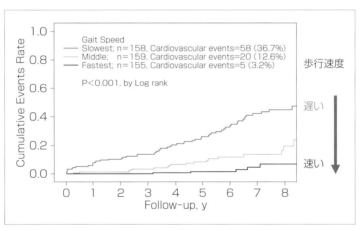

図❷　歩行速度は，心筋梗塞後の心血管イベント発症を予測しうる

（文献9より引用）

POINT

● 高齢者にとってフレイルと循環器疾患は密接に関係しており，その対策が今後の課題となっている．

高齢者の心房細動とフレイル

心房細動は，加齢と共に有病率が増加する代表的な老年循環器疾患である．心房細動もまたフレイルと関連することが報告されている．例えば，心房細動患者にはフレイルが高頻度に合併していることが知られている．イタリアにおいておこなわれた心房細動患者におけるフレイルの頻度を調べた臨床研修では，半分以上の心房細動患者がフレイルにあてはまっていた[7]．フレイルと心房細動患者の脳卒中リスクに関しても研究がおこなわれている．わが国の代表的な心房細動の臨床研究である伏見AFレジストリー研究では，低体重の心房細動患者は，そうでない心房細動患者にくらべて脳卒中ならびに死亡のリスクが高いことが示されている（図❷）[8,9]．

高齢者の冠動脈疾患とフレイル

冠動脈疾患とフレイルの関連についてもいくつかの研究が報告されている．例えば，冠動脈疾患には，非フレイル，プレフレイル，フレイルの順に有病率が増加することが報告されている．さらにフレイルや低栄養の存在は，PCIを受けた患者における独立した予後の予測因子である[10,11]．歩行速度は，心筋梗塞後の心血管イベント発症を予測しうることも報告されている．心筋梗塞で入院した患者を長期的にフォローアップしたところ，退院時に測定した歩行速度が遅かった患者は，そうでないものにくらべて有意に心血管イベントの発症が高かった[9]．

（江頭 正人）

POINT
- フレイルの程度によって冠動脈疾患の有病率が増加し，なかでも歩行速度の差によって，心血管イベントの発症率が高くなる．

■ References ■

1) Afilalo J et al：Role of frailty in patients with cardiovascular disease. *Am J Cardiol* **103**：1616-1621,

2009
2) Leong DP *et al*： Prognostic value of grip strength： findings from the Prospective Urban Rural Epidemiology（PURE）study. *Lancet* **386**： 266-273, 2015
3) Hansel B *et al*： Cardiovascular risk in relation to body mass index and use of evidence-based preventive medications in patients with or at risk of atherothrombosis. *Eur Heart J* **36**： 2716-2728, 2015
4) Denfeld QE *et al*： Frequency of and Significance of Physical Frailty in Patients with Heart Failure. *Am J Cardiol* **119**： 1243-1249, 2017
5) Rodríguez-Pascual C *et al*： The frailty syndrome is associated with adverse health outcomes in very old patients with stable heart failure： A prospective study in six Spanish hospitals. *Int J Cardiol* **236**： 296-303, 2017
6) McNallan SM *et al*： Frailty and healthcare utilization among patients with heart failure in the community. *JACC Heart Fail* **1**： 135-141, 2013
7) Annoni G *et al*： Real-world characteristics of hospitalized frail elderly patients with atrial fibrillation： can we improve the current prescription of anticoagulants? *J Geriatr Cardiol* **13**： 226-232, 2016
8) Hamatani Y *et al*： Low Body Weight Is Associated With the Incidence of Stroke in Atrial Fibrillation Patients- Insight From the Fushimi AF Registry. *Circ J* **79**： 1009-1017, 2015
9) Matsuzawa Y *et al*： Association between gait speed as a measure of frailty and risk of cardiovascular events after myocardial infarction. *J Am Coll Cardiol* **61**： 1964-1972, 2013
10) Tse G *et al*： Frailty and Mortality Outcomes After Percutaneous Coronary Intervention： A Systematic Review and Meta-Analysis. *J Am Med Dir Assoc* **18**： 1097. e1-1097. e10, 2017
11) Wada H *et al*： Prognostic impact of nutritional status assessed by the Controlling Nutritional Status score in patients with stable coronary artery disease undergoing percutaneous coronary intervention. *Clin Res Cardiol* **106**： 875-883, 2017

垂水研究

　垂水中央病院は，鹿児島湾（錦江湾）や桜島を挟んで鹿児島市の対岸に位置する垂水市の市立病院である．昨今，わが国では少子超高齢化，人口減少が確実に進行し，それによる社会基盤の脆弱化・崩壊が大きな問題となっているが，垂水市における少子超高齢化，人口減少は全国平均のはるか先を行くもので，2017 年 4 月時点で人口 14,847 人，高齢化率約 40％であり，高齢化，人口減少に歯止めがかからない状況であった．この現状に危機感を抱いた垂水市の尾脇雅弥市長が，「元気な垂水づくり」実現のため，循環器病学・老年医学の専門家である鹿児島大学心臓血管・高血圧内科学の大石充教授を 2017 年 4 月に「垂水市スーパーバイザー」に委嘱し，「健康長寿・子育て支援」に関する課題解決に向けた取り組みを進めることとなった．

　この取り組みの一環として「垂水研究」という，垂水市在住の高齢者約 6,000 人を対象とした臨床研究が 2017 年 11 月から開始されている．この研究は，高齢者の生活機能・身体状況が生命・機能予後にどのように関係するか，運動・栄養・医療介入が高齢者の生活機能維持にどのように関与しうるか，高齢者の生活機能維持が高齢化都市機能に好影響を与えるかを検討し，40％以上の高齢化率を抱える地方都市が市民とともに健康長寿を全うする方策を模索・実現することを目的としたものである．この研究は，鹿児島大学医学部・歯学部附属病院 心臓血管・高血圧内科，口腔外科，薬剤部，鹿児島大学医学部保健学科 理学療法学・作業療法学，鹿児島県栄養士会などが参画し，垂水市および当院と密接に連携しておこなわれている．本研究は，2017 年度以降毎年継続的に実施され，極めて興味深い知見が明らかとなって来ている．

　この研究で得られる知見は，わが国の医療・介護・福祉分野に大きな影響を与える可能性を秘めたものであり，この取り組み自体が日本のモデルケースとして発信されることが期待される．　　　（竹中 俊宏）

PART 2

高齢者の
スクリーニング

1 高齢者の循環器障害と関連した症状・主訴・注意すべき訴え

　循環器疾患と関連する症状として，胸痛や胸部圧迫感，呼吸困難感，浮腫，動悸，失神などがあげられる．高齢者の診療においては，1. 理解力の低下，認知症や難聴などにより問診が時に難しい，2. 症状が典型的でないことも多い，3. 複数の疾患を有することが多く，症状には複数の要因が関係していることも多い，4. 重症の割合が高い，あるいは急速に重篤化することもある，5. 年齢による変化で重要な身体所見がマスクされたり，所見が取りにくいことがある，などの原因で，症状から診断に至ることが難しいことがある．ここでは，高齢者において，症状から診断に至るポイントや対応について概説する．

▌▌▌ 胸痛，胸部圧迫感

　循環器疾患を最も想起しやすい自覚症状である．急性心筋梗塞や不安定狭心症などの急性冠症候群や肺血栓塞栓症，大動脈解離などは重大な転帰を迎えることがあり，これらの死につながる胸痛（killer chest pain）は常に念頭に置く必要がある（表❶）．一方，"胸痛"を訴えるすべての患者が循環器疾患を有するわけではない（表❷，❸）[1)2)]．多くの"胸痛"の訴えのなかから正しく診断するうえで重要なのは，高齢者であっても詳細な問診であるが，高齢者では問診が取りにくい場合があり，また典型的な症状を訴えない患者も多く，killer chest pain が否定されるまでは常にこれらの疾患を念頭に置いておく必要がある．

1. 狭心症

　実際には，痛みというよりは「圧迫されるような」「締めつけられるような」「焼けるような」という訴えが多い．狭心症の診断には，発症様式と持続

表❶ 胸痛や胸部圧迫感を訴える疾患 —killer chest pain を見逃さない

循環器疾患	消化器疾患	呼吸器疾患	その他
狭心症	逆流性食道炎	肺炎または胸膜炎	筋骨格系疾患
不安定狭心症	食道痙攣	自然気胸／**緊張性気胸**	帯状疱疹
急性心筋梗塞	消化性潰瘍		精神的問題
大動脈弁狭窄症	胆嚢疾患		・
心膜炎	**食道破裂**		・
大動脈解離			・
肺血栓塞栓症			

太文字が killer chest pain

表❷ 一般外来を胸痛を主訴に受診した患者 1,212 名の最終診断

診断	(%)
胸壁由来	46.6
安定した虚血性心疾患	11.1
精神的要因	9.5
上気道感染	8.1
高血圧	4.0
急性冠症候群	3.6
胃食道逆流症	3.5
外傷	3.2
良性胃疾患	2.1
気胸	2.1
COPD／気管支喘息	1.9
その他	4.3

(文献 1 より引用)

表❸ 救急外来を胸痛を主訴に受診した患者 233 名の最終診断

診断	(%)
非特異的胸痛	36.9
急性冠症候群	9.4
精神的要因	9.0
呼吸器感染	8.6
心不全	4.3
高血圧	4.3
心房細動	4.3
安定狭心症	2.6
COPD	2.1
肺塞栓症	1.3
非特異的動悸	1.3
その他	15.9

(文献 2 より引用)

時間, 症状の性質, 部位などが参考になる. ごく短い数秒の持続時間である場合は狭心痛である可能性は低い. 逆に持続時間が長い場合 (10 分以上) は, 重症の虚血性心疾患である場合と他疾患である可能性の両者が存在し, 心電図を確認する必要がある. 鈍いズキズキする痛みや狭い範囲に限局した鋭い痛みも非狭心痛の可能性が高い. 圧痛があれば狭心症の可能性はさらに低くなる. 典型的な狭心痛は胸骨の裏側から頸部にかけて自覚することが多

い．左肩から上腕にかけての放散痛を認めることも多い．

2. 急性心筋梗塞

　急性心筋梗塞は，激しい前胸部の胸痛を訴えることが多い．また，持続時間も長く，短時間では消失しない．このような典型的な症状を訴える時には，急性心筋梗塞を疑うことは比較的容易であるが，急性下壁心筋梗塞においては嘔気・嘔吐を強く訴えたり，心窩部痛を訴えて，胆道系や消化器系の疾患と誤ることがあるので注意が必要である．さらに，高齢者では，胸部痛よりも急性左心不全の症状が前景に出たり，嘔気やめまいなどの非典型的症状しか訴えず，急性期に診断されず，後に診断される患者が存在する（unrecognized myocardial infarction）．よって高齢者が，いつもと様子が違ったり，圧痛を認めない心窩部痛を訴えた場合にも本症を疑う必要がある．

3. 大動脈解離

　突然の胸背部痛で発症するため，急性心筋梗塞との鑑別が重要である．疼痛の場所が移動することや疼痛のピークが発症時である（急性心筋梗塞は数分かけてピークになることが多い）ことが参考になる．解離が脳血管に及び，意識障害で発症したり，心嚢へ穿破し急性心タンポナーデ（ショック状態や突然死）で発症する場合もある．発症時高血圧のことが多い．胸痛に加え上肢の血圧の左右差は，大動脈解離を強く疑わせる．

4. 肺血栓塞栓症

　多くは下肢あるいは骨盤内の静脈で形成された血栓の肺動脈への塞栓により発症する疾患である．胸痛と同時に呼吸困難感を訴えることが多いが，発熱，失神，喘鳴，血痰などを訴えることも多い．診断は時に難しいが，Wellsスコア（表❹）や改訂ジュネーブ・スコア（表❺）を用いて，検査前臨床的

POINT
- 循環器疾患と関連する症状として，胸痛，胸部圧迫感，呼吸困難感，浮腫，動悸，失神などがある．

表❹　Wells スコア

肺血栓塞栓症あるいは深部静脈血栓症の既往	＋1
最近の手術あるいは長期臥床	＋1
がん	＋1
深部静脈血栓症の臨床的徴候	＋1
心拍数＞100／分	＋1
肺血栓塞栓症以外の可能性が低い	＋1
血痰	＋1
臨床的確率 合計スコア 0～1　低い 2以上　高い	

（文献3より引用）

表❺　改訂ジュネーブ・スコア

66 歳以上	＋1
PTE あるいは DVT の既往	＋1
1 ヵ月以内の手術，骨折	＋1
活動性のがん	＋1
一側の下肢痛	＋1
下肢深部静脈拍動を伴う痛みと浮腫 心拍数	＋1
75～94／分	＋1
95／分以上	＋2
血痰	＋1
臨床的確率 合計スコア 0～1　低い 2～4　中等度 5以上　高い	

（文献3より引用）

確率を評価する[3]．突然の胸痛や呼吸困難で SpO_2 が低下し，胸部 X 線で肺野に大きな異常がない場合は本症を強く疑う．

胸痛を訴える場合，どのような時に病院受診を考えるか

　狭心症が疑われ，胸痛の頻度の増加や持続時間の延長，食事などの軽労作で症状が出る場合は，不安定狭心症や重症狭心症が疑われるため早めの対応が必要である．急性心筋梗塞では再灌流までの時間が極めて重要であり，疑いがある場合は大至急専門病院へ搬送する．大動脈解離や肺血栓塞栓症も外科的治療を含む専門的治療が必要で，疑いがあれば大至急搬送すべきである．

▌▌▌ 呼吸困難

　呼吸困難の原因は多岐にわたるが，大きく分けて，心血管系疾患（肺血栓塞栓症を含む），呼吸器疾患，その他（神経筋疾患，異物，心因性など）に分

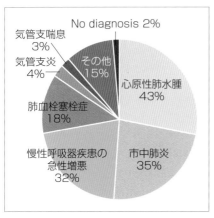

図❶ 65歳以上の高齢者の急性呼吸不全
の原因

（文献4より引用）

表❻ 至急対応の必要な呼吸困難

・呼吸運動の減弱もしくは停止
・意識レベルの低下
・冷汗や冷たく湿潤した四肢
・血圧低下
・頻呼吸
・SpO_2 低下
　（90%未満や普段より3〜4%低下）
・突然の呼吸困難
・努力性呼吸
・チアノーゼ
・吸気性喘鳴

けて考えると理解しやすい.

　高齢者の呼吸困難の原因を図❶に示す[4].　症状発現の時間経過（分単位であれば気胸や肺血栓塞栓症，アナフィラキシー，日単位であれば肺炎など，慢性であれば慢性閉塞性肺疾患など）や過去の病歴，発症の経緯などを参考にした原因検索とともに表❻のような症状があれば，緊急対応を必要とする.　対応としては，バイタルサインの安定化を図り，SpO_2が低下している場合は酸素投与をおこなう.　ただし，原疾患として慢性肺疾患が疑われる場合では，高濃度酸素投与による CO_2ナルコーシスに注意する.　また SpO_2が保たれていても呼吸数が多い時には，重篤な病態が生じている可能性がある.　起坐呼吸（呼吸困難が臥位で増強し，起坐位または半坐位で軽減する）や発作性夜間呼吸困難（夜間就寝2〜3時間後に生じる呼吸困難）は心不全を強く疑う.　臥位により，右心系への静脈還流の増加や肺血流の増加から肺うっ血をきたすためである.　さらに頸静脈の怒張，Ⅲ音の聴取などがあれば心不全を強く疑う.　臨床の現場では，心負荷の指標としてナトリウム利尿ペプチドが測定されることが多いが，高齢者では基礎値が高いことが多く，呼吸困難の真の原因が心不全かどうかは総合的に判断する必要がある.　D-ダイマーの測定は，肺血栓塞栓症の否定に有用である.

呼吸困難を訴える場合，どのような時に病院受診を考えるか

表❻に示したような危険な徴候がある場合に加え，呼吸音の左右差や crackles が聴かれる時には病院受診が必要である．高齢者の肺炎は，発熱や咳嗽だけでなく，倦怠感や食欲低下，いきなりの意識障害やショック状態で発症する場合も少なくない．

▓ 浮腫

浮腫は心不全と関連づけられやすいが，高齢者の浮腫の原因は多岐にわたる．機序としては，①血管内発膠質浸透圧の低下（低蛋白血症），②血管内静水圧の上昇（循環血漿量の増加や静脈灌流障害），③間質液膠質浸透圧の上昇（炎症や外傷による血管透過性の亢進，リンパ流の障害など）があげられる．①としてタンパク質の摂取不足や肝硬変やネフローゼ症候群，②として心不全や腎不全に加え，カルシウム拮抗薬や NSAIDs などの薬物，静脈血栓症などが原因としてあげられる．高齢者ではこれらが複合的に関係していることが多い．

浮腫を訴える場合，どのような時に病院受診を考えるか

浮腫をきたす薬剤や長時間座位になっていないかを検討する．一度は基礎疾患の有無についての検索が必要である．とくに急性発症や呼吸困難などの他の症状を伴う浮腫は精査する必要がある．片側性浮腫で，圧痛を認めたり，下肢全体の腫脹は，深部静脈血栓症の可能性があり，受診が必要である．深部静脈血栓症は微熱の原因となることもある．原因は多岐にわたるので，安易に利尿薬を投与すべきではない．

▓ 動悸

動悸は，①脈拍の異常に伴うものと，②脈拍が正常であっても心臓の拍動を強く感じる場合とがある．後者は積極的な治療の適応はない．さらに脈拍の異常は，期外収縮に伴うものと，心房細動などの頻脈性不整脈とに分けられる．胸痛や呼吸困難などの症状がなければ，期外収縮は急いだ対応は必要

ない．頻脈性不整脈の場合は，原因により治療が異なるため，動悸の際の心電図を記録することにより診断を確定する必要がある．発作性の動悸はHolter 心電図検査などで原因を検索する．脈拍が絶対性不整（脈がすべて不規則に打つ）の場合，心房細動を強く疑う．

動悸を訴える場合，どのような時に病院受診を考えるか

　バイタルサインの変化があるときは，至急の対応が必要である．バイタルサインが安定していても，動悸が収まらない場合は不整脈の種類に応じた対応が必要であるため受診が必要である．バイタルが安定し，動悸などの自覚症状は軽微でも，心房細動は発症から時間が経過すると脳塞栓症の危険が高まるため受診が必要である．

▌▌▌ 失神

　広い意味でてんかんや低血糖発作による意識障害を失神に含める場合もあるが，ここでは，失神は一過性の脳全般の虚血により短時間意識を失う状態とする．原因としては，①起立性低血圧による失神，②反射性（神経調節性）失神，③心原性（心血管性）があげられる．高齢者では，消化管出血，脱水，薬剤性（利尿薬や血管拡張薬など），パーキンソン病などに伴う自律神経障害などによる起立性低血圧の頻度が多いが，生命予後が最も悪いものには心原性失神である．不整脈（頻脈および徐脈），大動脈弁狭窄症や肥大型心筋症，肺血栓塞栓症などが原因となる．①や②の原因が明らかでない場合，高齢者では常に心原性失神の可能性を念頭に置いておく必要がある．

失神を訴える場合，どのような時に病院受診を考えるか

　心原性失神の可能性が高いもの，失神から回復した後，胸痛や呼吸困難のある患者，脈拍の異常のある場合は至急の受診が必要である．聴診で駆出性収縮期雑音を聴取する場合は，大動脈弁狭窄症や閉塞性肥大型心筋症の可能性がある．

　高齢者の循環器障害と関連した症状について概説した．訴えからみた高齢者循環器疾患診療のポイントを**表❼**に示す．

（北岡 裕章）

表❼　循環器疾患を疑う症状がある場合，どのような時に病院受診を考えるか

バイタルに変化がある場合	意識レベルの低下，血圧低下，脈拍異常，冷汗などがあれば可能な限りの対応をしながら，大至急搬送する．特に呼吸数の異常は見逃されやすいので注意が必要である（SpO₂ が保たれていても，頻呼吸は要注意）．
バイタルに変化がなくても，いつもと様子が違う時	少なくとも重大な疾患がないかを想定しながら慎重に経過をみる．くり返しのバイタルサイン測定が必要
注意する例として	胸痛が頻回・・・不安定狭心症（至急） 胸痛がおさまらない・・・急性心筋梗塞症（大至急） 胸痛＋上肢血圧の左右差・・・大動脈解離（大至急） 呼吸困難＋SpO₂ 低下・・・心不全や肺塞栓症（大至急） 両下肢浮腫＋頸静脈怒張／3 音聴取・・・心不全（至急） 片側下腿浮腫＋痛み・・・深部静脈血栓症（至急） 動悸＋絶対性不整脈・・・心房細動（早めに） 失神＋心雑音・・・大動脈弁狭窄症の可能性（早めに） 失神＋回復後も脈拍の異常・・・不整脈の可能性（至急）

References

1) Bösner S et al：Chest pain in primary care：epidemiology and pre-work-up probabilities. *Eur J Gen Pract* **15**：141-146, 2009
2) Leite L et al：Chest pain in the emergency department：risk stratification with Manchester triage system and HEART score. *BMC Cardiovasc Disord* **15**：48, 2015
3) 日本循環器学会ほか：肺血栓塞栓症および深部静脈血栓症の診断，治療，予防に関するガイドライン（2017 年改訂版）
http://www.j-circ.or.jp/guideline/pdf/JCS2017_ito_h.pdf
4) Ray P et al：Acute respiratory failure in the elderly：etiology, emergency diagnosis and prognosis. *Crit Care* **10**：R82, 2006

2 高齢者の注意すべき検査

　循環器系の検査には形態学的変化を評価するもの，機能評価をするものがあり，心エコーのように双方を評価できるものもある．検査結果をみて，基準範囲内にあるものであるのか，基準範囲外にあるものであるのかを知るのみならず，得られた結果に病的意義があるかを判断する必要がある．たとえば血圧値の基準範囲を決めるにあたり，健常と思われる被験者を対象に血圧値の分布を算出し，平均±2SDを基準値とした場合，147 mmHgまでは基準範囲になる可能性がある．実際数年前には人間ドック学会からそのような数値が発表された．しかし，高齢者の基準範囲は設定されていない．降圧薬を内服していないコホートを集めることが困難であることに加え，高齢者の検査データを集めてみると図❶[1)]に示すように，在宅高齢者，老人ホーム在住者，外来通院者，入院患者で異常値を示さない群に分けて比較しても各群平均値は異なり，標準偏差も異なることが分かる．このようなよく知られた高齢者の多様性から，基準範囲の設定は極めて困難である．さらに，病的意義を考慮する臨床判断値を決めるとなると困難が伴い，議論が残ることがままある．血圧の臨床判断値を決めるには血圧上昇に伴う心血管イベント，生命予後のリスクとの関連を評価する必要がある．そのような検討をおこなった結果，現在では収縮期140 mmHgの値が臨床判断値として用いられている．しかし，疫学研究がさまざま検討されると130 mmHgとすべきであるとの意見もある．血圧値の疫学研究では多くの場合75歳以上の高齢者は含まれないこと，相対的リスクの立場からは血圧値は心血管イベントのリスク因子であるが，絶対的リスクからすると高齢者における血圧値の意義が低下することなどから，高齢者における臨床判断値の設定には議論がある．

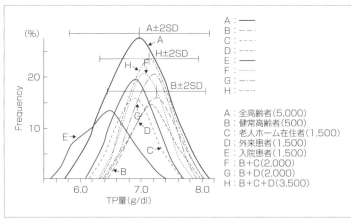

図❶ 母集団の違いによる基準域値の検討
加齢とともに減少する総蛋白（TP）量で比較.

（文献１より引用）

▮▮ 加齢に伴う生理的変化と考えられているもの

　上述のように基準範囲や臨床判断値を高齢者で別途設定することは往々にして難しい．とくに検体検査項目では加齢に伴う生理的変化として臨床判断値の設定に年齢の要素を取り入れる必要のあるものがある．たとえば，心血管イベントと密接に関連する糸球体濾過率は加齢に伴い徐々に低下するものであり，現状の慢性腎臓病ガイドラインにあるステージ分類をそのまま高齢者に当てはめると高齢者はみな腎機能低下と判断されてしまう．このような問題を回避するためには，医療従事者はガイドラインを吟味したうえでの患者個人差を考慮し，臨床経験にもとづいた判断をする必要がある．高齢者の場合は合併症の有無，罹患歴が特に若年者に比べて重要となる．

　心電図でも身体の組成の生理的変化により心電図上の高電位差となりやすく，その頻度は増えるが，心エコーで評価する心室壁厚との相関は若年者に比べ悪く，よって高齢者では心電図による心肥大診断の特異度は低下する．呼吸機能検査などでは，呼吸筋力の低下により１秒率が正確に測定できず気管抵抗を低めに評価する危険がある．

　合併症による影響はたとえば心エコーの場合，慢性閉塞性肺疾患（COPD）

の合併により十分な描出ができないといった問題は日常臨床でよく遭遇する.

罹患歴の重要性は次のような例からも分かる. 若年のころより高血圧であった場合は多くの例で心肥大, 心機能低下となるが, 同じ血圧値でも高齢になってから発症した高血圧患者では心肥大, 心機能低下の程度は軽度である. 78歳, 血圧150／68 mmHg で罹患歴30年と2年の患者が同じような心肥大であった場合には前者はおそらく高血圧による心肥大と判断するが, 後者は心肥大をきたす血圧以外の因子を考え更なる検査を進める必要がある.

このように高齢者の検査結果の評価は常にエビデンスにもとづいておこなわれるとは限らず, そこには経験則, 患者の社会的環境, 医学的環境の総合判断が必要となる.

▐▐▐ 高齢者に検査をおこなう場合の留意点

認知機能の低下, 運動機能の低下, 解剖学的・生理学的変化に留意する必要がある. 認知機能の低下により食事, 服薬の指示を失念することはよくある事象である. 血糖, 中性脂肪, リンなどの検体検査, 造影検査, 腹部超音波など食事の影響を受ける検査項目は多々ある. 運動機能の低下により上述のような呼吸筋力低下による呼吸機能検査がおこなえない, 下肢筋力の低下による運動負荷試験が十分できないという問題はよく知られている. さらに運動機能の低下による検査時の危険増大にも留意する必要がある. すなわち, 生理検査時の体位変換時の転落, 転倒, 車椅子からの移動の際の転倒など運動機能の低下によるインシデントが日常臨床でよく認められる.

解剖学的・生理学的変化としては血管の硬化, 凝固能の亢進による採血が困難になることがある. 採血検体の溶血, 凝固は血清カリウム, LD, AST などに影響を及ぼす. また凝固検体では血算, 凝固検査は不可能であり, 血漿を用いて測定する BNP も影響がある. また, 最近の検討ではサルコペニアによる下肢筋肉量の低下は脈波伝播速度検査（baPWV）に影響を及ぼす可能性が示唆されており[2], 今後の検討が必要である.

（下澤 達雄）

▌ References ▌

1) 岡部紘明：高齢者の臨床検査基準値．モダンメディア **51**：195-203，2005
2) 根本友紀ほか：動脈壁硬化と脂肪，筋肉量の下肢／体幹比との関係．第 16 回臨床血圧脈波研究会，2016

POINT

- 高齢者における臨床判断値の設定には議論がある．
- 高齢者の検査結果の評価は常にエビデンスにもとづいておこなわれるとは限らず，経験則，患者の社会的環境，医学的環境の総合判断が必要となる．

3　循環器疾患・機能と CGA

　高齢患者の臓器病変は，根治することが困難な慢性疾患であることが多く，かつ併有する疾患も多岐にわたる．そのため高齢者においては，単一疾患のみの診断や治療にとらわれない全人的診療をおこなう必要がある．機能障害を有する高齢者の生活機能を正確に把握し，改善が必要であれば適切に対処し，個々人ができるだけ長く日常生活動作（ADL）を高い水準に保つ質の高い高齢者医療を展開していくことが重要である．

▌▌▌ CGA の定義，目的

　高齢者総合機能評価（comprehensive geriatric assessment：CGA）は，「疾患の評価に加え，日常生活機能評価として，基本的日常生活活動度（basic ADL：BADL），手段的日常生活活動度(instrumental ADL：IADL)，認知機能，気分・情緒・幸福度，社会的要素・家庭環境などを，確立した一定の評価手技により測定・評価すること」と定義される[1]．CGA の目的は，疾病を含めた高齢者個人の「全体像」を把握することである．

▌▌▌ 具体的な評価内容，フレイルとの関連

　CGA においては，疾患の医学的評価だけでなく，身体的領域，精神心理的領域，社会的領域の事項を総合的に検査・評価する（図❶）[2]．各項目の主な評価法を表❶に示す．スクリーニングには CGA7 や，厚生労働省が作成した「基本チェックリスト」が有用である．

　1981 年に Rubenstein[3]は，CGA が必要な対象者を frail elderly と表現しており，元来フレイルと CGA は密接な関係がある．フレイルは，身体的，精神・心理的，社会的フレイルに分類されるが，CGA はこれらの構成要素をす

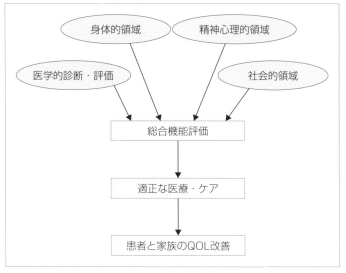

図❶　CGA の領域

べて網羅するため，フレイルの評価にも必須である.

どのように解釈すべきか —高血圧患者を例として—

　通常の高血圧治療は，心血管イベントなどの合併症を起こさないよう血圧
や採血結果を参考に治療方針を決定するが，コントロールが悪い場合，CGA
が解決の糸口となる．栄養指導をおこなっても，自炊できず宅配弁当を食べ
ていれば塩分やカロリー制限は難しいことが多く，視力障害があれば家庭血
圧測定はおこないづらい．うつや BADL が低下していれば運動のために外出
するのも苦労するし，IADL や認知機能が低下していれば服薬自己管理は難
しい．たとえば，鹿児島県垂水市における地域住民コホート（垂水研究：p.
20 参照）のパイロット研究では，高血圧治療群は治療していない群に比べ，
有意に腹囲，BMI（body mass index）が大きく，フレイルやプレフレイル該
当者が多かった（unpublished data）．そのため当該地域の住民に対しては，
通常の降圧治療に加え肥満や身体的フレイルに対する介入も重要と考えられ

表❶　CGA 分類別の主な評価項目，評価方法

分類	評価項目	主な評価方法
医学的診断・評価	基礎疾患，合併症	病歴聴取，カルテ確認
	薬剤	お薬手帳，アドヒアランス，残薬
	栄養状態	MNA®-SF
身体的領域	BADL	Barthel index
	IADL	IADL 尺度，老研式活動能力指標
	サルコペニア	EWGSOP，AWGS の診断アルゴリズム
	身体的フレイル	Fried らの指標（CHS 基準）
	コミュニケーション能力	視力・聴力
精神心理的領域	認知機能	MMSE，HDS-R
	うつ	GDS-15
	意欲	Vitality index
社会的領域	家庭環境	聞き取り（家族構成，主介護者，キーパーソン，居住環境）
	公的サービス	聞き取り（介護度，介護支援体制）
	経済状態	聞き取り

た．このように，CGA により生活機能を多面的にとらえたうえで，個人の生活や個別性を重視したオーダーメイドの医療やケアを選択していく必要があると考えられる．

POINT
- CGA は高齢者個人の「全体像」を把握するために優れるツールである．
- CGA はフレイルの構成要素を網羅しており，フレイル評価にも利用できる．

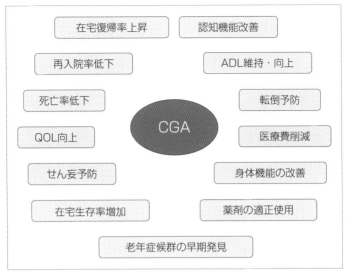

図❷　CGA の効果
CGA の効果が数多く報告されている.

（文献 8〜11 より引用）

||| かくれ認知症，かくれうつに注意！

　日常診療において，特に学歴が高い患者は取り繕いがうまく，医療従事者はいとも簡単にその患者の生活機能を過大評価してしまう．当院の外来患者500 人に CGA をおこなったところ，認知症とすでに診断されている患者が8％であったのに対し，実際に認知機能が低下していた患者は 23％に上っていた．診察室でのやりとりには何ら問題がないようにみえても，CGA をおこなうと立方体模写ができなかったり，受診日以外まったく外出しない閉じこもりであったりと，認知機能低下や抑うつ状態にある患者は予想以上に多い．認知機能障害や抑うつは生命予後や QOL に大きな影響を及ぼすが，日常診療では見逃されやすいため，必ずスクリーニングとして評価すべきである．

▌▌▌ 循環器疾患と CGA

1. 高血圧

　日本老年医学会が作成した「高齢者高血圧診療ガイドライン 2017」[4]において，生活機能にかかわるスクリーニングとして CGA が推奨されている．具体例として，サイアザイド系利尿薬は，近位尿細管でのカルシウムの受動的再吸収増加や排泄率低下に関与する可能性が示唆され，骨折リスクの減少が数多く報告されている[5]．そのため，「1 年以内の転倒履歴に関する問診」で骨折リスクが高ければ，合併症に伴う降圧薬の積極的適応を考慮のうえ，サイアザイド系利尿薬の選択が推奨されている[4]．

2. 心不全

　団塊世代が 80 代を迎える 2030 年には，心不全患者が溢れる「心不全パンデミック」が到来すると考えられている．日本心不全学会が 2016 年に策定した「高齢心不全患者の治療に関するステートメント」[6]にも CGA の記載がある．欧米の 75 歳以上の心不全入院患者を対象とした研究では，退院時 CGA スコアと 2 年間の死亡率の関連において，CGA スコアが 1 点増加するごとに死亡率が 19％上昇し，CGA スコアが長期死亡率と関連すると報告された[7]．心不全パンデミックへの対応においても CGA の効果が期待される．

　循環器疾患に限らず，CGA の多面的な効果がメタアナリシスでも示されている（図❷）[8]~[11]．CGA は，患者本人だけでなく介護する家族，医療・福祉従事者にとっても有益であり，かつ医療費の削減にも結びつくと考えられ，益々の積極的な活用が望まれる．

（桑波田　聡，大石　充）

▌ References ▌

1）小澤利男：高齢者の総合機能評価．日老医誌 **35**：1–9，1998
2）西永正典：総合機能評価（CGA）の臨床応用とその意義．日老医誌 **37**：859–865，2000
3）Rubenstein LZ：Specialized geriatric assessment units and their clinical implications. *West J Med* **135**：497–502, 1981

4）日本老年医学会「高齢者の生活習慣病管理ガイドライン」作成ワーキング：高齢者高血圧診療ガイドライン 2017．日老医誌 **54**：236-298，2017

5）Peters R *et al*：The effect of treatment based on a diuretic（indapamide）＋/－ ACE inhibitor（perindopril）on fractures in the Hypertension in the Very Elderly Trial（HYVET）. *Age Ageing* **39**：609-616, 2010

6）日本心不全学会ガイドライン委員会：高齢心不全患者の治療に関するステートメント，日本心不全学会，東京，2016
http://www.asas.or.jp/jhfs/pdf/Statement_HeartFailurel.pdf

7）Rodriguez-Pascual C *et al*：Comprehensive geriatric assessment and 2-year mortality in elderly patients hospitalized for heart failure. *Circ Cardiovasc Qual Outcomes* **7**：251-258, 2014

8）Stuck AE *et al*：Comprehensive geriatric assessment：a meta-analysis of controlled trials. *Lancet* **342**：1032-1036, 1993

9）Scanlan BC：The value of comprehensive geriatric assessment. *Care Manag J* **6**：2-8, 2005

10）Soobiah C *et al*：An evaluation of the comparative effectiveness of geriatrician-led comprehensive geriatric assessment for improving patient and healthcare system outcomes for older adults：a protocol for a systematic review and network meta-analysis. *Syst Rev* **6**：65, 2017

11）Ellis G *et al*：Comprehensive geriatric assessment for older adults admitted to hospital. *Cochrane Database Syst Rev* **9**：CD006211, 2017

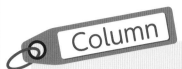

ACHD（成人先天性心疾患）とフレイル

　先天性心疾患というと，従来は小児科領域と考えられてきた．小児の先天性心疾患患者が成人になれる割合は50%以下と極めて予後不良だったからである．しかし現在では，診断技術の向上と内科・外科治療の進歩に伴い，日本の先天性心疾患患者の9割は成人するようになり，成人循環器疾患の一領域として確立するまでに至った．すでに先天性心疾患の成人患者数は小児患者数を上回り，50万人以上の成人先天性心疾患患者が存在する．

　成人先天性心疾患のなかには，心房中隔欠損症のような単純心奇形から両大血管右室起始や大血管転位のような複雑心奇形までさまざまな心血管異常を含んでおり，さらに修復術の有無によってその予後は大きく異なるが，高齢化した成人先天性心疾患患者が今後増加していくことは容易に予想される．しかしながら先天性心疾患患者では，心血管機能障害に加え脳血管障害や多臓器障害を有していることも多く，一般健常者と比較してさまざまな臓器予備能が低下していると言わざるをえない．また，幼少時から心疾患を有していることを理由に活動を制限させられ，筋力や身体能力が未発達となっているケースもある．フレイルの評価に用いられている体重減少・筋力低下・疲労感・歩行速度・身体活動は，いずれも先天性心疾患患者にとっては高齢でなくとも影響を受けやすい項目である．したがって一般健常者や他の疾患を有する患者と比較して，より早い年代からフレイルになりやすい疾患群と言えるだろう．

　高齢者において注目されているフレイルだが，成人先天性心疾患患者においてはもっと早い時期からフレイルの可能性を意識して評価し，早期介入が必要となるのではないだろうか．成人先天性心疾患患者におけるフレイルの頻度や早期介入の有用性についての研究が待たれるところである．

（髙﨑 州亜）

PART 3

各疾患に対する治療とフレイル

1 虚血性心疾患の治療とフレイル

▌▌ 高齢者病態の特徴，全体像

　虚血性心疾患においては，加齢そのものが発症の独立した危険因子としてあげられる．高齢者における虚血性心疾患の病変特徴としては多枝病変，石灰化病変，びまん性病変などが多いことが知られている．これらの病変特徴は，経皮的冠動脈形成術（percutaneous coronary intervention：PCI）治療の初期成功および長期的なアウトカムを悪化させるファクターでもあることを認識すべきである．

　高齢者では典型的な狭心痛を呈さない場合も多く，労作時の息切れや，肩こりなどの症状を主訴に受診する場合や，まったく症状のない無症候性心筋虚血と呼ばれる病態も頻度が増加する．加齢に伴い，心電図異常所見を有する率も高くなること，症状が出にくいことなどから診断に苦慮する場合も多く経験する．

　高齢者の急性心筋梗塞，特に女性や下壁の梗塞では，胸部圧迫感などの典型的症状を呈さず，息切れ，倦怠感，嘔気など非典型的な症状を訴え，時には無症状のこともあるので注意を要する．また，高齢者では急性心筋梗塞の合併症である心不全や心破裂などの合併も多くなる傾向があることが知られている．高齢者では脳，心，腎機能障害など，他の臓器障害合併も多くなることから血行再建術の適応を検討するうえで慎重を要する．加えて急性心筋梗塞発症後の急性期予後も加齢により悪化することが知られている．

▌▌ 基本的な治療・管理の考え方

　薬物治療をおこなう場合，特に注意すべきは高齢者においては薬物の副作用発現が多い点である．諸臓器の予備能が低下していることを十分考慮し，

高血圧，糖尿病，脂質異常症の管理においても厳格にこだわりすぎず，QOLを含む患者の全体像を把握しながらテーラーメイドに対応することが肝要である．特に経口血糖降下薬，降圧薬，利尿薬の繁用は時として，低血糖発作，低血圧に伴う諸症状，脱水などで入院を要するイベントをたびたび惹起することを念頭に置かねばならない．高齢者の多くが多疾患有病者であることを十分認識し，虚血性心疾患のみにとらわれず，全医学的に患者を管理すべく真に必要な薬物治療を順列化し，取捨選択しておこなうよう努めるべきである．

血行再建治療については，若年者であれば冠動脈バイパス術（coronary artery bypass grafting：CABG）の適応となる主幹部・多枝病変の場合でも，合併症や日常生活動作（ADL）などをふまえ，リスクの高い手術を安易に施行してはならない．高齢者に対して開心術をおこなう場合，術後のADL低下リスクについてもよく検討したうえでインフォームドコンセントを得ることが重要である．無理をして完全血行再建を得るのではなく，より低侵襲なPCIによる血行再建治療を必要な部分のみにおこなう（多くの場合，左主幹部や左前下行枝）ことも積極的に考えるべきである．

PCIを施行する場合，決して冠動脈の狭窄の存在のみで適応を決めてはならない．安定冠動脈疾患の場合，基本的に薬物治療を優先し，狭窄が冠動脈近位部にあり，広範囲虚血から心不全の原因となっている場合や，薬物抵抗性でADLを低下させるような狭心症状がある場合などがPCIのよい適応である．急性冠症候群（acute coronary syndrome：ACS）においては血行再建術が予後を劇的に改善する可能性があるため，高齢であることのみを理由として血行再建治療を躊躇するべきではない．しかしながら前述のように高齢者においては合併症も多いこと，CCU入室後の不穏や，病棟歩行時の転倒骨折の可能性など，若年者にはない特有の現象に注意を払う必要がある．

現在，PCIでは薬剤溶出性ステント（drug eluting stent：DES）留置が主たる治療手段であり，DES留置後には治療後に抗血小板薬の2剤併用療法（dual

POINT

● 高齢者の虚血性心疾患に対する血行再建はより低侵襲なPCIが好ましい．
● DES留置後のDAPTはなるべく短期間とする．

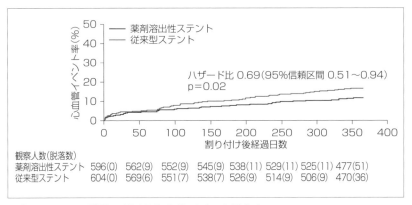

図❶ SENIOR 試験における心血管イベント発生率

約半数の患者が DAPT 継続期間が約 1 ヵ月であったにもかかわらず，心血管イベントは BMS 群より DES 群で有意に低いことが示された．

(文献 1 より改変引用)

anti-platelet therapy：DAPT）が必要となる．従来，高齢者に対する PCI では長期 DAPT に伴う出血性リスクの増加を懸念し，あえて BMS（bare metal stent）を使用するケースもみられた．しかしながら，SENIOR 試験[1]においては 75 歳以上の高齢者虚血性心疾患患者に対して DES（Synergy ステント）と BMS をランダム化割り付けして治療がおこなわれ，両群に ACS 患者が 4 割以上含まれており，約半数の患者において DAPT 継続期間が約 1 ヵ月であったのにもかかわらず，ステント血栓症の発生率に差はみられず，標的血管再血行再建率を含む心血管イベントは DES 群で有意に低いことが示された（図❶）．このことから，現行の第 2 世代と呼ばれる DES では，短い DAPT 継続でも，有効性，安全性ともに BMS よりも優れていることが示唆される．DES 留置後の DAPT 継続期間については今なお議論があるものの，高齢者においては出血リスクが高いことを鑑み，なるべく短期間（1〜3 ヵ月）で単剤にするよう推奨したい[2]．

　また，高齢者においては心房細動を合併しているケースも多く経験する．心房細動の大きな合併症が血栓塞栓症であり，近年ではその予防に DOAC（direct oral anti-coagulant）が汎用されている．従来このような患者にはワルファリンと DAPT の 3 者併用療法がおこなわれてきたが，出血リスクの増

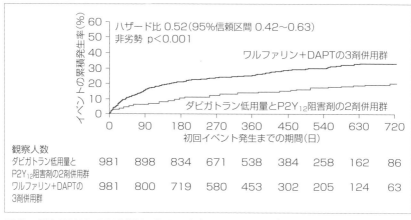

図❷　RE-DUAL PCI 試験における出血イベントの発生率

2 剤併用群では 3 剤併用群に比較して 48% の出血イベントを減少させた.

(文献 4 より改変引用)

大が懸念されていた. PIONEER AF-PCI 試験においては,リバーロキサバン 15 mg とクロピドグレルの 2 剤併用群と,ワルファリンと DAPT を併用する従来の 3 剤併用群で比較検討がおこなわれ,2 剤併用群は 3 剤併用群と比較し,出血イベントを有意に減少させ,有効性イベントは同程度であった[3]. 同様の傾向はダビガトランを用いておこなわれた RE-DUAL PCI 試験でも示されている(図❷)[4]. 抗凝固治療が必要な患者では,出血リスクを減らすため DAPT は施行せず,抗血小板剤の併用は単剤として,半年程度経過をみて DOAC 単剤に減量することが推奨される[2].

▌▌ 本疾患とフレイル・健康寿命との関連

　身体活動度と冠動脈疾患の発生,冠動脈疾患による死亡との関連を検討した疫学的研究が複数報告されている. これらの報告では,活発な身体活動や習慣的な運動が冠動脈疾患の発生を予防し,死亡も減少させることが一貫して示されており,高齢者においても同様の報告がある[5].

　高い身体活動度が虚血性心疾患の予防に有用である機序については,脂質異常,高血圧,糖尿病などの冠動脈疾患危険因子に対する改善効果があげら

れる．これら個々の冠動脈疾患危険因子に対する改善度がそれほど大きな値ではなくとも，心血管疾患の抑制効果は大きいことも報告されている．そのほか，運動がもたらすCRP・炎症性サイトカインの減少，血液凝固能の低下，血小板凝集抑制，血管内皮機能の改善，交感神経緊張低下なども機序としてあげられている．

（東條 大輝）

▌ References ▌

1) Varenne O *et al*：Drug-eluting stents in elderly patients with coronary artery disease（SENIOR）：a randomised single-blind trial. *Lancet* **391**：41-50, 2018
2) 日本循環器学会／日本心臓血管外科学会合同ガイドライン．安定冠動脈疾患の血行再建ガイドライン（2018 年改訂版）
3) Gibson CM *et al*：Prevention of bleeding in patients with atrial fibrillation undergoing PCI. *N Engl J Med* **375**：2423-2434, 2016
4) Cannon CP *et al*：Dual antithrombotic therapy with dabigatran after PCI in atrial fibrillation. *N Engl J Med* **377**：1513-1524, 2017
5) Wannamethee SG *et al*：Changes in physical activity, mortality, and incidence of coronary heart disease in older men. *Lancet* **351**：1603-1608, 1998

POINT

● 抗凝固療法施行中の患者に PCI 施行した場合，長期の DAPT 併用はしない．
● 高い身体活動度，心臓リハが発症予防，再発予防に有効である．

2　心臓弁膜症の治療とフレイル

　近年では高齢化と心臓手術成績の向上から，心臓弁膜症を有する75歳以上の後期高齢者に対する開心術もおこなわれるようになっている．高齢弁膜症患者の特徴としては多臓器にわたる併存疾患，認知症，女性が多い，低体力，個体差が大きいなど，さまざまなものがあげられる（表❶）．このような高齢の患者を対象として手術適応を判断する際には，従来の手術リスクスコアでは不十分であり，近年では従来の手術リスクスコアにあわせてfrailtyを評価することが重要であると指摘されている[1]．Frailtyは直訳すると虚弱や脆弱と翻訳されるが，わが国ではfrailtyを「フレイル」と表現することが多い[2]．フレイルの定義として定まったものはないが，おもに高齢者が生理的機能の低下に伴い疾患や治療などの侵襲的ストレスに対して不良な転帰をきたしやすい状態を指している．また，正しく介入することでフレイルの前段階であるプレフレイル状態や，フレイルでないノンフレイル状態に戻ることも指摘されている（図❶）．フレイルは身体的フレイル，精神心理的フレイル，社会的フレイルの大きく3つに分けられ，身体的フレイルとは筋力低下や低栄養，精神心理的フレイルは認知機能障害や抑うつ，社会的フレイルとは孤立や閉じこもりなどを指す．弁膜症患者では，これらさまざまなフレイル要素の進行に加えて弁膜症による心不全症状が増悪することで，フレイルが進行するものと考えられる（図❷）[3]．

▎▎ 心臓弁膜症患者におけるフレイルの評価方法

　心臓弁膜症疾患を有する患者のフレイルを評価するうえで世界共通の定まった方式はない．2014年の弁膜症疾患に関する米国心臓協会／米国心臓病学会（AHA／ACC）合同ガイドラインではKatz indexと5m歩行速度を推奨している[4]．しかし，ガイドラインのなかでも，前述以外の方法での評価

表❶　高齢弁膜症患者における全体像・特徴

高齢弁膜症患者の特徴
多臓器にわたる併存疾患が多い
認知症を有する割合が多い
出血しやすい
心房細動を有することが多い（複数の抗血小板薬や抗凝固薬を併用する可能性がある）
うつ状態の患者の割合が多い
小柄で背骨が曲がっている
動作が緩慢でバランス能力が悪い（転倒しやすい）
低体力・低栄養状態であることが多い
難聴な患者が多い（コミュニケーションをとるのが難しい）
他人の意見を聞き入れるのに時間を要する
女性が多い

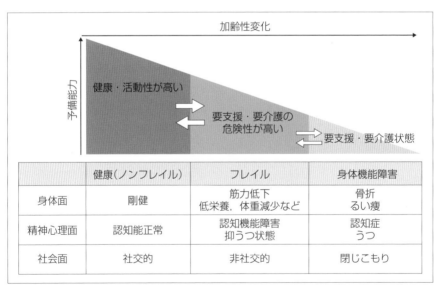

	健康（ノンフレイル）	フレイル	身体機能障害
身体面	剛健	筋力低下 低栄養，体重減少など	骨折 るい痩
精神心理面	認知能正常	認知機能障害 抑うつ状態	認知症 うつ
社会面	社交的	非社交的	閉じこもり

図❶　フレイルの位置づけと 3 要素

（葛谷雅文：日老医誌 **46**：279-285，2009 より改変引用）

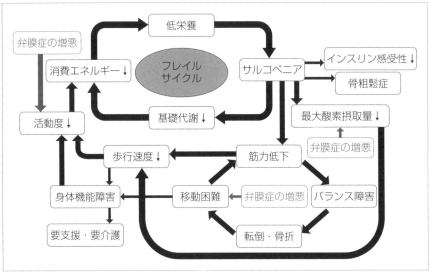

図❷　心臓弁膜症とフレイルの進行

（文献 3 より改変引用）

方法でもよいと記載されている．これまでさまざまな項目が心臓弁膜症疾患
や心血管疾患に対するフレイルを評価する際に使用されている（**表❷**）．以下
に代表的なものを示す．

①Katz index

摂食，入浴，更衣，移動，トイレ動作，排泄の 6 項目の基本的な生活動作
について自立しているか（1 点），介護が必要か（0 点）を 6 点満点で評価す
る方法である．

②Fried scale

体重減少，主観的疲労感，日常生活活動量低下，身体機能（歩行速度）低
下，筋力（握力）低下の 5 項目中 3 項目以上の該当でフレイル，1～2 項目
でフレイル前段階（プレフレイル）としている．

③5 m 歩行速度

5 m の快適歩行に要する時間であり，運動機能だけでなく，関節機能や神
経機能を反映する．AHA／ACC ガイドラインでは 6 秒をカットオフとしている．

PART 3

各疾患に対する治療とフレイル

49

▌▌▌ フレイルが心臓弁膜症手術の術後経過に与える影響

フレイルと心臓弁膜症は相互的なリスク因子と考えられている．つまり，心臓弁膜症を有する患者はそうでない患者よりもフレイルである確率が高く，フレイルである高齢者はフレイルでない高齢者より心臓弁膜症を有する割合が大きいということである．これは，フレイルと心臓弁膜症を含む心血管疾患の関連を検討した9つの研究に関するメタ解析から明らかにされている[5]．心血管疾患を有する患者では心血管疾患を有さない患者よりフレイルであるリスクが2.7〜4.1倍も高く，さらにノンフレイル，プレフレイル，フレイルに分類した場合，段階的に心血管疾患の有病率が上昇することも報告されている[5]．現在までに弁膜症を含む心疾患の手術においてフレイルが手術リスクであることが多くの研究で報告されている（表❷）．以下に，これまで報告されている心臓弁膜症に対する治療法とフレイルの関係について概説する．

1. 開心術とフレイル

外科的開心術に関しては各弁膜症に対する治療とフレイルに関した報告よりも，冠動脈バイパス術も含めた心疾患に対する手術とフレイルに関する報告が多い（表❷）．いずれの報告もフレイルな患者群はノンフレイルな患者群と比較して術後短期および長期予後が悪いことが確認されている．報告によっては，従来の手術リスクスコアにフレイル評価項目をあわせることで術後予後予測能が向上することも指摘されている[6]．

2. 経カテーテル的大動脈弁留置術（TAVI）とフレイル

弁膜症疾患のなかでも特にフレイル評価の重要性が指摘されているのが大動脈弁狭窄症（AS）である．理由として患者数が多く，特に高齢患者の罹患

POINT

● メタ解析の結果などより，フレイルと心臓弁膜症は相互的なリスク因子と考えられる．

表❷　弁膜症とフレイルに関する代表的な研究

筆頭著者 (レジストリー名)	年	方法	登録 患者数	フレイル項目	主要結果
外科的開心術（冠動脈バイパス術も含めた心疾患に対する手術）とフレイルに関する検討					
Afilalo et al.[1] (Frailty ABCs)	2010	多施設	131	5 m 歩行速度	フレイル群の院内死亡率が有意に 高かった（オッズ比：3.05）.
Lee et al.[9]	2010	多施設	3,826	ADL, 歩行能力, 認知症の有無など	フレイル群で院内死亡率, 2 年死亡率の有意な上昇 院内死亡 オッズ比：1.8, 2 年死亡 オッズ比：1.5
Sündermann et al.[10]	2011	単施設	400	Comprehensive Assessment of Frailty (CAF) score	30 日死亡率は フレイル対ノンフレイルで 10% vs. 4%であった.
Sündermann et al.[11]	2011	単施設	213	CAF score	フレイルは 1 年死亡率の上昇と 相関していた（オッズ比：1.11）.
Afilalo et al.[6] (Frailty ABCs)	2012	多施設	152	5 m 歩行速度, Fried scale, Expanded Fried Scale など	5 m 歩行速度と Nagi scale≧3 項目が フレイルのよい指標であった （オッズ比：2.63 と 2.98）. STS にこれらの項目を加えて 評価すべきとの意見
経カテーテル的大動脈弁留置術とフレイルに関する検討					
Green et al.[12]	2012	単施設	159	Frailty score （5 m 歩行速度, 握力, Katz index, 血清アルブミ ン値などの合計）	Frailty score>5 は長期予後が 悪かった（ハザード比：3.51）. Frailty score が高いほど 入院期間が長かった.
Stortecky et al.[13]	2012	単施設	100	Frailty index （ミニメンタルステート試験 などからなる 6 項目の 合計点）	Frailty index≧3 で 30 日死亡率（オッズ比：8.33） と 1 年死亡率（オッズ比：3.68） が高かった.
Schoenenberger et al.[14]	2013	単施設	119	Frailty index （ミニメンタルステート試験 などからなる 6 項目の 合計点）	Frailty index≧3 は 6 ヵ月フォローアップ時の 身体機能低下および死亡率と 関連していた（オッズ比：4.46）.
Puls et al.[15]	2014	観察 単施設	300	Katz index	Katz index<6 は 30 日死亡が 高く（ハザード比：3.05）, 長期予後の悪化と関連していた （ハザード比：2.67）.
Green et al.[16]	2015	多施設	244	Frailty score	Frailty score≧6 は 1 年死亡率 と相関（ハザード比：2.18）. しかし, 30 日死亡とは 相関しなかった.
Arnold et al.[17]	2016	多施設	2,830	5 m 歩行速度, 握力, 活動性低下, 体重減少など	フレイルは 6 ヵ月後（オッズ比：1.33）と 1 年後（オッズ比：1.42）の 予後不良因子であった.
Alfredsson et al.[18]	2016	多施設	8,039	5 m 歩行速度	歩行速度は 30 日死亡率と 相関していた. 歩行速度の低下とともに 予後が悪化した.
Yamamoto et al.[19] (OCEAN-TAVI)	2017	多施設	1,215	血清アルブミン値	血清アルブミン値<3.5 mg／dl は長期予後不良因子であった.

表❷ 弁膜症とフレイルに関する代表的な研究（つづき）

筆頭著者 （レジストリー名）	年	方法	登録 患者数	フレイル項目	主要結果
経カテーテル的大動脈弁留置術とフレイルに関する検討					
Shimura et al.[20] （OCEAN-TAVI）	2017	多施設	1,215	Clinical Frailty Scale （CFS）	CFS グレードの上昇とともに 累積 1 年死亡率は階段状に上昇， CFS≧7 で 44.1%であった．
Kano et al.[21] （OCEAN-TAVI）	2017	多施設	1,256	5 m 歩行速度	歩行速度は長期予後と 相関していた． 歩行速度が遅くなる毎に 予後が悪化していた．
Afilalo et al.[22]	2017	多施設	646	Essential Frailty Toolset （立ち上がり試験， 歩行速度，ヘモグロビン値， 血清アルブミン値などの 合計点），CFS など	全てのフレイル項目が 1 年間予後と相関していた． 特に最も優れた予測能を示したの は Essential Frailty Toolset であった．
Okoh et al.[23]	2017	前向き 単施設	646	Frailty index score （握力，歩行速度， 血清アルブミン値， Katz index などの合計点）	Frailty index score≧3 では 30 日死亡率と 2 年死亡率が 有意に高かった．
Forcillo et al.[24]	2017	単施設	361	血清アルブミン値， 5 m 歩行速度，握力， Katz index など多項目	血清アルブミン値，Katz index， 5 m 歩行速度は独立した 30 日予後予測因子であった．
Kagase et al.[25] （OCEAN-TAVI）	2018	多施設	927	握力	握力は 1 年間予後と相関する． 握力が男性 26.0 kg， 女性 12.1 kg 以下では 予後が悪い．
経カテーテル的僧帽弁形成システム（MitraClip®）とフレイルに関する検討					
Metze et al.[7]	2017	単施設	213	Fried scale	30 日死亡率 8.3%で ノンフレイルより有意に高い． フレイルは長期予後悪化と関連 していた（ハザード比：3.06）．

が多いこと，内服加療のみでは予後が不良であることによる．経カテーテル的大動脈弁留置術（TAVI）が登場したことで，これまで治療適応外とされていた高齢 AS 患者にも治療が可能となった．しかし，TAVI 後の長期経過が不明な点もあるため，開心術が中〜高リスク，あるいは手術不能と判断された患者のみが TAVI の対象となる．この手術リスクを評価する際に従来型の手術リスクスコアだけでは不十分だったため，フレイルに関する研究や報告が

POINT

● フレイルを有する患者に対する術後成績を向上させるための周術期介入については明らかではなく，複数の臨床試験が進行中である．

他の弁膜症疾患に比較して多い（表❷）．各試験で使用されているフレイル評価項目もさまざまあるが，フレイルであることが短期および長期予後不良因子であることは同様であった．

3. 経カテーテル的僧帽弁形成システム（MitraClip®）とフレイル

僧帽弁閉鎖不全症に対する経カテーテル治療は，主に手術リスクの高い患者の治療オプションとして登場した．現在，最も多くの患者の治療に利用されている経カテーテル的僧帽弁形成システム（MitraClip®）（Abbott Vascular, USA）は外科的治療である edge-to-edge repair をおこなう経皮的経静脈的デバイスである．2018年4月から日本でも新しい治療デバイスとして臨床使用が開始された．MitraClip® とフレイルに関する報告はまだ少ないが，Fried scale を使用した MitraClip® 施行患者とフレイルに関する報告では，フレイルは短期および長期予後不良因子であることが確認された[7]．

▌▌▌ フレイル患者の周術期管理

前述の報告どおり，フレイルな状態のままで手術をおこなっても良好な周術期および術後予後を得られない可能性が高い．そのため，術後成績を向上させるための介入方法が必要だが，これに関してはまだ明らかでない．現在，欧米を中心に多施設共同の無作為化介入試験が複数，進行中である．そのため，ここでは一般的なフレイルに対して有効と考えられる介入方法について説明する．まず，周術期にフレイルに関する介入をおこなうことは必須と考えられる．これまでフレイルに対する介入としては栄養状態の改善とレジスタンス運動を含む筋力トレーニングが有効であることが示されてきた[8]．レジスタンス運動とは，負荷力をかけた筋力トレーニングのことである（図❸）．筋肉量の増加と筋力の増多には日常動作で必要な量以上の負荷が比例するとされているため，レジスタンス運動が筋力向上の点で好ましい．トレーニングに加えて栄養管理も重要である．栄養については特に分岐鎖アミノ酸，ビタミンD，Eなどの不足がフレイルと関連していると考えられている．また，トレーニングと栄養管理はおのおの単独ではなくて相補的にお

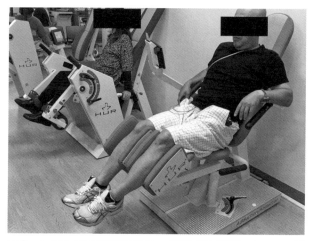

図❸　レジスタンス運動を含めた心臓リハビリテーションの例

こなうことが重要とされている．具体的には栄養状態を最適化したうえで手術をおこない，術後早期からの離床とレジスタンス運動を含めたリハビリテーションをおこなうことが有効と考えられる．そして，これを実践するため，専任のリハビリスタッフが必要である．また，周術期の高齢者は腎不全を合併していることが多く，腎不全患者用の病院食が用意されていることが多い．この食事は低K，低タンパク質であることが多いが，筋力回復に必要な窒素需要，タンパク質需要を満たせないことがあるため注意が必要である．さらにタンパク質の摂取が十分でも摂取総カロリーが低いとタンパク質は生体内で組織再生に用いられず，代わりにカロリー減として用いられるため全体の摂取カロリーにも注意が必要である．看護師による摂取量の観察と体重の観察，栄養士にも積極的にケアに参加していただくことが重要である．さらに，高齢患者のなかには変形性関節症などの整形外科疾患を有する患者も多く，これにより，早期離床とリハビリテーションの促進が阻まれてしまうことも課題となる．そのため，術後疼痛管理も重要である．

　従来どおりの開心術であってもカテーテルを使用した最新の低侵襲治療であっても，フレイルな患者の手術に際しては通常の手術治療や術後管理にも増して専門知識をふまえた医師・看護師を中心とした患者管理が必要とされ

る．加えて，栄養状態の維持，リハビリテーションなどについて異なる部署との連携が必要となる．多職種が協力して共通の問題に取り組む姿勢をハートチームアプローチと表現する．今後，日本が更なる高齢化社会を迎え，フレイルな患者がより一層増加するなかで，これら患者に術後，元気に帰宅していただくには前述のハートチームアプローチが大事であり，チーム全員の協力が必要と考える．

(志村 徹郎)

■ References ■

1) Afilalo J *et al*：Gait speed as an incremental predictor of mortality and major morbidity in elderly patients undergoing cardiac surgery. *J Am Coll Cardiol* **56**：1668-1676, 2010

2) 日本老年医学会：フレイルに関する日本老年医学会からのステートメント
http://www.jpn-geriat-soc.or.jp/info/topics/pdf/20140513_01_01.pdf

3) Xue QL *et al*：Initial manifestations of frailty criteria and the development of frailty phenotype in the Women's Health and Aging Study II . *J Gerontol A Biol Sci Med Sci* **63**：984-990, 2008

4) Nishimura RA *et al*：2014 AHA／ACC Guideline for the Management of Patients With Valvular Heart Disease：a report of the American College of Cardiology／American Heart Association Task Force on Practice Guidelines. *Circulation* **129**：e521-e643, 2014

5) Afilalo J *et al*：Role of frailty in patients with cardiovascular disease. *Am J Cardiol* **103**：1616-1621, 2009

6) Afilalo J *et al*：Addition of frailty and disability to cardiac surgery risk scores identifies elderly patients at high risk of mortality or major morbidity. *Circ Cardiovasc Qual Outcomes* **5**：222-228, 2012

7) Metze C *et al*：Impact of frailty on outcomes in patients undergoing percutaneous mitral valve repair. *JACC Cardiovasc Interv* **10**：1920-1929, 2017

8) Kim H *et al*：Effects of exercise and amino acid supplementation on body composition and physical function in community-dwelling elderly Japanese sarcopenic women：a randomized controlled trial. *J Am Geriatr Soc* **60**：16-23, 2012

9) Lee DH *et al*：Frail patients are at increased risk for mortality and prolonged institutional care after cardiac surgery. *Circulation* **121**：973-978, 2010

10) Sündermann S *et al*：Comprehensive assessment of frailty for elderly high-risk patients undergoing cardiac surgery. *Eur J Cardiothorac Surg* **39**：33-37, 2011

11) Sündermann S *et al*：One-year follow-up of patients undergoing elective cardiac surgery assessed with the Comprehensive Assessment of Frailty test and its simplified form. *Interact Cardiovasc Thorac Surg* **13**：119-123, 2011

12) Green P *et al*：The impact of frailty status on survival after transcatheter aortic valve replacement in older adults with severe aortic stenosis：a single-center experience. *JACC Cardiovasc Interv* **5**：974-981, 2012

13) Stortecky S *et al*：Evaluation of multidimensional geriatric assessment as a predictor of mortality and cardiovascular events after transcatheter aortic valve implantation. *JACC Cardiovasc Interv* **5**：489-496, 2012

14) Schoenenberger AW *et al*：Predictors of functional decline in elderly patients undergoing transcatheter aortic valve implantation（TAVI）. *Eur Heart J* **34**：684-692, 2013

15) Puls M *et al*：Impact of frailty on short- and long-term morbidity and mortality after transcatheter

aortic valve implantation : risk assessment by Katz Index of activities of daily living. *EuroIntervention* **10** : 609–619, 2014

16) Green P *et al* : Relation of frailty to outcomes after transcatheter aortic valve replacement (from the PARTNER Trial). *Am J Cardiol* **116** : 264–269, 2015

17) Arnold SV *et al* : Prediction of Poor Outcome After Transcatheter Aortic Valve Replacement. *J Am Coll Cardiol* **68** : 1868–1877, 2016

18) Alfredsson J *et al* : Gait Speed Predicts 30-Day Mortality After Transcatheter Aortic Valve Replacement : Results From the Society of Thoracic Surgeons/American College of Cardiology Transcatheter Valve Therapy Registry. *Circulation* **133** : 1351–1359, 2016

19) Yamamoto M *et al* : Prognostic value of hypoalbuminemia after transcatheter aortic valve implantation (from the Japanese Multicenter OCEAN-TAVI Registry). *Am J Cardiol* **119** : 770–777, 2017

20) Shimura T *et al* : Impact of the clinical frailty scale on outcomes after transcatheter aortic valve replacement. *Circulation* **135** : 2013–2024, 2017

21) Kano S *et al* : Gait speed can predict advanced clinical outcomes in patients who undergo transcatheter aortic valve replacement : insights from a Japanese multicenter registry. *Circ Cardiovasc Interv* **10** : e005088, 2017

22) Afilalo J *et al* : Frailty in older adults undergoing aortic valve replacement. *J Am Coll Cardiol* **70** : 689–700, 2017

23) Okoh AK *et al* : The impact of frailty status on clinical and functional outcomes after transcatheter aortic valve replacement in nonagenarians with severe aortic stenosis. *Catheter Cardiovasc Interv* **90** : 1000–1006, 2017

24) Forcillo J *et al* : Assessment of commonly used frailty markers for high- and extreme-risk patients undergoing transcatheter aortic valve replacement. *Ann Thorac Surg* **104** : 1939–1946, 2017

25) Kagase A *et al* : Sex-specific grip strength after transcatheter aortic valve replacement in elderly patients. *JACC Cardiovasc Interv* **11** : 100–101, 2018

PART 3 3 心房細動の治療とフレイル

心房細動は高齢者に多く発症し，心房細動に起因する脳梗塞は寝たきり高齢者の大きな原因である．しかし，認知機能低下，転倒ハイリスクといったフレイルは抗凝固療法中の出血性合併症を明らかに増す．抗凝固療法を含め，心房細動治療を積極的におこなうべきか否かについて患者の全身状態を多方面から評価しなければならない．

高齢者における心房細動の病態の特徴，全体像

図❶は，日本循環器学会疫学調査による性別，年代別にみた心房細動有病率である[1]．男性は女性に比し，いずれの年齢層においても有病率が高い．男女とも年齢とともに有病率が上昇し 80 歳以上で最も高い有病率になっている（男性 4.43％，女性 2.19％）．また，脳梗塞のリスクを示す $CHADS_2$ スコアの「A」は 75 歳以上の高齢者である．「心房細動は高齢者に発症しやすく，心房細動患者において高齢という因子は脳梗塞を発症させやすい」との認識が重要である．

心房細動とフレイルや健康寿命との関連

欧州心臓病学会からのガイドライン[2]に記された，「心房細動と関連する諸問題」を表❶に示す．心房細動は，突然死，心不全，脳卒中による死亡を増加させる．脳卒中の 20〜30％は心房細動によるものである．年間，心房細動患者の 10〜40％は入院する．心房細動は生活の質（QOL）を低下させ，心房細動患者の 20〜30％は左室機能障害をきたす．また，心房細動患者ではたとえ抗凝固薬を内服していても認知機能の低下を生じうる．このような諸問題は当然のことながら高齢者において生じやすく，心房細動患者のフレイルを助長し健康寿命を縮める．

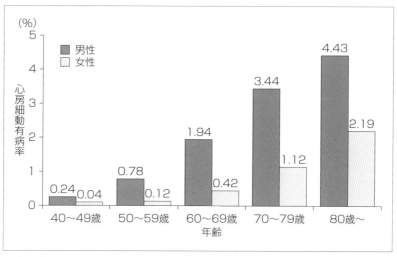

図❶　性別，年代別にみた心房細動有病率

男性女性とも年齢とともに有病率が上昇し，80 歳以上で最も高い有病率になっている．

（文献 1 より作成）

表❶　心房細動と関連する諸問題

- 死亡：突然死，心不全死，脳卒中による死亡の増加
- 脳卒中：脳卒中の 20～30％を占める
- 入院：年間 10～40％の患者が入院
- QOL：低下する
- 左室機能障害・心不全：20～30％に左室機能障害を認める
- 認知機能障害：抗凝固療法をおこなっていても生じる

（文献 2 より改変引用）

POINT

- 心房細動治療を積極的におこなうべきか否かについて，認知機能，転倒リスクなどフレイルの視点から評価する．

基本的な治療・管理の考え方

1. 積極的に治療をおこなうかの判断

　同じ高齢者でも，自立度が高い人，脳梗塞後遺症で寝たきりになっている人，認知症が進行している人，など大きな差がある．心房細動に対し積極的な治療をおこなうかについては，まず個々の患者の全身状態を客観的に把握する必要がある．欧米では，わが国の「要介護2」以上の状態では抗凝固療法の実施率が下がるという．心房細動患者の予後規定因子を表❷に示した．高齢者ではこれらの因子を重複して有する場合が多い．心房細動の治療をどうおこなうかに並行して，個々の患者における予後規定因子を把握し，介入によって改善が期待できるものについては積極的な介入を考慮する．

2. 抗凝固療法

　高齢者で，抗凝固薬の投与によって塞栓症予防効果よりも出血性副作用のリスクが高くなると判断される場合は抗凝固療法をおこなうべきでない．たとえば，認知症によって内服の自己管理ができず介助者もいない場合や，転倒のリスクの著しく高い場合などが該当する．高齢者は低腎機能を有することが多い．新規経口抗凝固薬（DOAC）は高度腎機能低下患者には禁忌である．クレアチニンクリアランスが30 ml／min未満の高齢者に対するDOACの有効性および安全性に関するエビデンスは乏しい．ワルファリンであれば，PT-INRを低め（たとえば1.6〜2.0）に保つよう調整するのが一般的であろうが，このような治療の有効性・安全性は確立しておらず，加えてPT-INRをこの狭い範囲に維持することは容易でない．患者の全身状態，塞栓および出血リスクを十分評価したうえで，「抗凝固療法をおこなわない」という選択肢もありえることを認識する．

POINT
- 低体重や低腎機能の高齢者への抗凝固療法は，有効性・安全性ともにエビデンスが極めて乏しい．抗凝固療法をおこなわない選択肢もありえる．

表❷　心房細動患者の予後規定因子

● 基礎心疾患	● 貧血	● ポリファーマシー
● 腎機能	● 認知症	● フレイル
● COPD	● 転倒	

表❸　リズム・レートコントロール薬が必要になる高齢者心房細動患者像

リズムコントロール薬 （発作性心房細動患者）	・心房細動時の症状（動悸，眼前暗黒感，胸部不快感 　など）が強い場合 ・心房細動が生じると心不全をきたす場合
レートコントロール薬 （持続性心房細動患者）	・レートが速く，動悸症状が強い場合 ・レートが速く，心不全をきたしている場合

3. リズム・レートコントロール

　リズム・レートコントロール薬が必要になる高齢者心房細動患者像を**表❸**
に示す．リズムコントロール薬が必要な場合としては，発作性心房細動で，
心房細動時の症状（動悸，眼前暗黒感，胸部不快感など）が強い場合，ある
いは心房細動が生じると急速に心不全をきたす場合があげられる．高齢者で
は，潜在的な腎機能低下や肝機能低下によってⅠ群抗不整脈薬の血中濃度上
昇を招きやすい．特に，腎機能低下症例に対して腎排泄型の抗不整脈薬が投
与された場合に催不整脈作用などの重篤な事故が生じやすい．抗コリン作用
にも注意が必要である．高齢男性では前立腺肥大を合併していることが多
く，尿閉や排尿困難を生じる場合が少なくない．口渇，霧視，便秘，眼圧上
昇なども生じやすい．一方，レートコントロール薬が必要な状況としては，
持続性心房細動患者で，レートが速いことによって動悸症状が強い場合，あ
るいは心不全をきたしている場合があげられる．レートコントロールについ

POINT
● Ⅰ群抗不整脈薬は副作用の発現リスクが高いので注意が必要である．
● レートコントロールはβ遮断薬を少量から開始する．
● カテーテルアブレーションの適応もありえる．

て，高齢者においては，ジギタリスはジギタリス中毒への懸念，Ca拮抗薬は弱心作用への懸念があるので，β遮断薬が第一選択になるであろう．目標とする安静時心拍数は心不全合併の有無にかかわらず，110／min未満とし徐脈は避ける[2]．心不全患者に対し生命予後改善のエビデンスのあるβ遮断薬，すなわちビソプロロールまたはカルベジロールを用いるのが望ましい．

　最近のテクノロジーの進歩はめざましく，高齢者に対しても安全に心房細動アブレーションがおこなえるようになってきた．身体年齢が若く，心房細動によって大きくQOLが障害されている場合には，80歳以上の高齢者であってもアブレーションの適応を考えてもよいのではなかろうか．ただし，合併症のリスクは当然高くなることから，症例数の多い施設で経験豊富な専門医が施行するべきであろう．

（髙橋 尚彦）

References

1) Inoue H *et al*：Prevalence of atrial fibrillation in the general population of Japan：an analysis based on periodic health examination. *Int J Cardiol* **137**：102-107, 2009
2) Kirchhof P *et al*：2016 ESC Guidelines for the management of atrial fibrillation developed in collaboration with EACTS. *Eur Heart J* **37**：2893-2962, 2016

多職種の視点　心房細動アブレーションを受ける高齢者の転倒リスク評価と服薬管理

カテーテルアブレーションを受ける心房細動患者は例外なく抗凝固薬を内服している．私たちの病棟では，高齢者を対象に入院時に「転倒転落アセスメント・スコアシート」を用いて転倒リスクを評価している．運動要因にチェックがついた場合は「バランス能力・筋力評価法」を作成し，どのような時に転倒しやすいかまで把握するよう努めている．また，「服薬管理評価表」によって服薬状況を確認し，自己管理可能か，看護師が部分的もしくは全面的に管理すべきか判断している．（看護師・三宅清美）

高齢者虚血性心疾患はどう治療すべきか？

PCI の立場より

　高齢者の虚血性心疾患の特徴は，①無症候性が多い，有症状の場合も非定型的である，②多枝病変，びまん性病変が多い，③併存疾患が多く，貧血，肺炎，発熱，脱水，炎症など心外因子が誘因となる，ことである．診断に関しては，心電図，心エコーのみならず，多列検出器コンピュータ断層撮影（MDCT）や負荷心筋シンチとの Fusion 画像（シンチ上の虚血部位に対する責任病変を MDCT 上の冠動脈狭窄病変として同定）を駆使しながら，できるだけ非侵襲的に，しかし部位特異的に虚血性心疾患の診断をおこなう．ここでは，以上の高齢者虚血性心疾患の特徴，臨床的困難性を念頭に置きながら，より低侵襲治療である経皮的冠動脈形成術（PCI）の立場から至適な治療について考えてみたい．

1 　高齢者安定虚血性心疾患に対する治療

　上述のとおり，高齢者安定虚血性心疾患患者は非高齢者に比し重症冠動脈病変を有することが多いため，血行再建による"虚血解除"の必要性，メリットは大きい．実際過去の臨床研究は，血行再建による症状の改善をはじめとした生活の質の改善を一貫して示しており，QOL 改善や介護に頼らない自律性の維持が生命予後改善よりも優先されうる高齢者において，血行再建は有効である．PCI は，①より低侵襲な経橈骨動脈アプローチ，②より生体適合性の高い薬物溶出性ステント（DES）の導

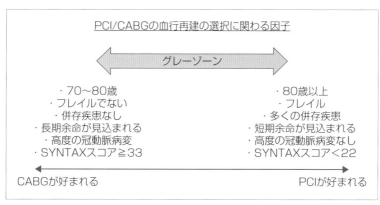

PCI/CABGの血行再建の選択に関わる因子

グレーゾーン

・70〜80歳
・フレイルでない
・併存疾患なし
・長期余命が見込まれる
・高度の冠動脈病変
・SYNTAXスコア≧33

・80歳以上
・フレイル
・多くの併存疾患
・短期余命が見込まれる
・高度の冠動脈病変なし
・SYNTAXスコア＜22

CABGが好まれる　　　　　　　　　　　　　　　PCIが好まれる

図❶　高齢者急性冠症候群（ACS）に対する治療

入，coronary artery bypass grafting（CABG）は，①開存性の高い内胸動脈使用，②人工心肺を使用しないCABGなど，いずれの血行再建も劇的な治療成績向上を示している．もはや“高齢”のみを理由に血行再建を忌避する医学的根拠は乏しい．ただしここで重要になるのは，血行再建の目的が虚血症状改善にせよ予後改善にせよ，その心筋虚血の存在診断，部位診断である．緊急治療を要さない安定虚血性心疾患であるからこそ，非高齢者と同様に高齢者においても，血行再建前の虚血存在・部位診断をシンチ，冠血流予備量比（FFR，圧ワイヤーベースまたはMDCTベース），もしくは冠動脈イメージングを駆使しながらおこなうことが重要である．では，血行再建手法はPCIかCABGか？　高齢者に限定したエビデンスは乏しいが，過去の臨床研究を統合すると，CABGは短期的な脳卒中などの周術期リスクと引き換えに“長期的”生命予後改善効果に優れる．しかし一方で，PCIは圧倒的に低侵襲であり，近年の第3世代DESは，①再狭窄率が極めて低く，②ステント後の内皮化が良好で，抗血小板薬2剤併用療法（DAPT）への依存度が低減したことによりDAPT期間の短縮，ひいては出血イベントの減少が得られ，出血リスクの高い高齢者にも使用しやすい．このような背景から各国ガイドラインでも，PCI or CABGの臨床判断においては，図❶に示す冠動脈病変の複雑性を表すSYNTAXスコアをはじめさまざまな心外因子，社会背景を加味しながら，個々の症例において循環器内科医および心臓血管外科医で構成される

"ハートチーム"での decision making が求められている．したがって，今後，安定虚血性心疾患の血行再建はハートチームを擁する基幹病院への集約化が進むと思われる．

2 高齢者急性冠症候群（ACS）に対する治療

ST 上昇型心筋梗塞のメタ解析で，primary PCI（PPCI）は死亡，心筋梗塞再発，脳卒中のリスクを低下することが示されている．にもかかわらず超高齢者 ACS に対する PPCI は，PCI 手技関連合併症への危惧から回避される向きもあった．しかし，多数の無作為化対照試験の統合解析から，PCAT-2 研究グループは，PPCI の心血管イベント抑制効果は発症年齢により影響を受けないことを明らかにし，超高齢者を PPCI の除外基準にすべきでないと結論しており，欧州心臓病学会の最新のガイドラインでも PPCI による再灌流療法の適応判断において年齢の上限はないと明言している．また，われわれの血管内超音波を用いた ACS 責任病変の形態評価では，超高齢者 ACS であっても責任病変のプラーク不安定性は非高齢者 ACS のそれと同様で，まさに thin-capped fibroatheroma に代表される不安定プラークが ACS を引き起こしていた．以上のことから，当科においては，PPCI 適応を有する日常生活動作（ADL）の保たれた高齢者 ACS には，年齢を問わず，経橈骨動脈アプローチ，第 3 世代 DES を活用した緊急 PCI を施行することで急性期予後を担保し，その後若年者と同様の二次予防目的の薬物治療をおこなうこととしている．しかしながら臨床の現場において，これら超高齢 ACS 患者は慢性腎臓病をはじめとする併存疾患を高頻度に有するため，出血リスクも考慮し各種薬物投与量減量など微調整をおこなっている．また，Higuchi らの報告では，PPCI をおこなった超高齢 ACS 患者の Barthel Index に代表される退院時 ADL が 1 年予後の規定因子であることを報告しており，われわれは PPCI 患者の治療後 ADL にも配慮する必要がある．

（坂本 憲治，辻田 賢一）

CABG の立場より

　高齢者では一般に術前併存する疾患や危険因子が若年者より多いため，coronary artery bypass grafting（CABG）術後合併症の頻度が高くなると考えられている．さらに，体力や免疫力低下例が多く，術後の回復が悪くなるため入院期間が長くなるとも考えられている．実際，高齢者で CABG 術後脳神経合併症や呼吸器系合併症をきたした場合，若年者と比較するとリハビリに時間を要することが多い．しかし，近年 CABG は術式や周術期管理が進歩し，全体的な術後成績は改善してきている．毎年，日本胸部外科学会あるいは日本冠動脈外科学会から全国統計がおこなわれており，そこでの成績は単独 CABG で手術死亡率は約 1.0％と報告されている．これには人工心肺装置を使用しない off-pump CABG や動脈グラフトの使用などが貢献していると考えられる．off-pump CABG は人工心肺に起因する炎症や臓器障害などの有害事象を減らすことができるため脳神経合併症や呼吸器系合併症，腎機能障害，輸血率などが減少すると考えられている．さらに，高齢者でも開存率の高い動脈グラフト（特に両側内胸動脈）の使用により精度の高い血行再建が可能となり，長期予後の改善が期待できる．

　高齢者で CABG が特に有効と考えられている症例は，左主幹部病変や慢性閉塞性病変などを含む重症多枝冠動脈病変症例，低心機能症例，慢性透析患者などがあげられる．年齢自体が手術のリスクではなく，全身状態や併存疾患の有無で血行再建の適応を決定すべきであろう．CABG の術後管理は進歩してきており，NPPV（非侵襲的陽圧換気）などの呼吸補助や早期離床などリハビリテーションの充実に加え，栄養や抗凝固療法などの投薬管理により周術期の合併症も減少傾向にある．周術期を合併症なく経過し順調に退院すれ

ば高齢者でも十分な QOL の改善が期待できるため，CABG が最良と考えられる症例では高齢者でも積極的におこなったほうがよい.

（福井 寿啓）

4 慢性心不全の治療とフレイル

　米国 Framingham 研究によると，慢性心不全の発症率は 50 代でおおよそ 1％であるのに比して，老年期に急増し 80 歳以上になると 10％にも達すると報告されている．わが国では世界でも特に高齢化が進んでおり，心不全患者数の増加が顕著であるため，高齢者の慢性心不全は医療問題のみならず社会問題として認識されつつある．高齢者は多彩な併存症を有するため個別の対応を余儀なくされる場合が多く，高齢者慢性心不全の特徴をよく把握したうえで，個々の患者に合わせて包括的なアプローチをしていくことが今後ますます重要となってくると考える．

わが国の高齢者慢性心不全の特徴

　2016 年 10 月に日本心不全学会から公開された「高齢心不全患者の治療に関するステートメント」[1]では，高齢者心不全の特徴を

①コモン・ディジーズであり，絶対数がさらに増加していく

②根治が望めない進行性かつ致死的な悪性疾患である

②大半が心疾患以外の併存症を有する

の 3 点に要約している．ありふれた疾患かつ悪性疾患という認識は，高齢者心不全を診療する主体は循環器専門医や高度医療機関のみではなく，かかりつけ医の役割が非常に重要となることを示している．

　高齢者の心不全は，一般的に「心不全」と聞いて想起するうっ血性心不全の症状を呈する顕性心不全だけでなく，自覚症状を欠く不顕性心不全も高齢者には多く存在することに注意が必要である．収縮能の指標である左室駆出率が保たれた心不全（heart failure with preserved ejection fraction：HFpEF）が多いことが特徴である．加齢とともに高血圧症の合併する割合が増加し左室肥大が増大するとともに，左室のリモデリングや心筋線維化が進行し，心

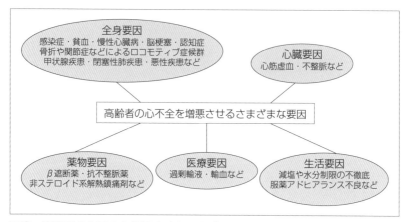

図❶　高齢者の心不全を増悪させるさまざまな要因

全身要因
感染症・貧血・慢性心臓病・脳梗塞・認知症
骨折や関節症などによるロコモティブ症候群
甲状腺疾患・閉塞性肺疾患・悪性疾患など

心臓要因
心筋虚血・不整脈など

高齢者の心不全を増悪させるさまざまな要因

薬物要因
β遮断薬・抗不整脈薬
非ステロイド系解熱鎮痛剤など

医療要因
過剰輸液・輸血など

生活要因
減塩や水分制限の不徹底
服薬アドヒアランス不良など

室コンプライアンスが低下することが要因の一つと考えられている．また，高齢者の HFpEF は，慢性腎臓病（CKD）や肺疾患などの体液量や運動耐容能に関係する多彩な心臓外の併存症（comorbidity）を有することが多く[2]，軽度の収縮機能低下でも心不全をきたしやすいと考えられている．さらに，加齢・高血圧・CKD は心房細動発症のリスク因子でもあり，HFpEF では心房細動を合併することが多い．

　このように高齢者では，心臓そのものの病態に加え，心不全を増悪させる要因（**図❶**）への適切な対応がより求められる．多くは心不全患者において独立した予後規定因子と考えられているため，高齢者においてさまざまな精査をおこなうことは病態把握や予後予測として重要であると考えられるが，併存症の精査や治療をおこなうことによって生命予後を改善するかどうかはまだ不明である．

POINT

● 高齢者心不全の半数は左室駆出率の保たれた心不全（HFpEF）であり，自覚症状を欠く不顕性の心不全も多く存在することに注意が必要である．

高齢者慢性心不全の治療・管理の考え方

　高齢者心不全の治療に関して，高齢者に限定したエビデンスは存在しないため非高齢者と同様の方針でおこなうのが一般的であるが，高齢者特有の背景を十分考慮する必要がある．薬物治療に際し，腎機能障害・徐脈・起立性低血圧などの副作用が頻繁に生じやすく，心不全に伴う低酸素症，入院による環境の変化，持続静注薬使用などによってせん妄などの精神神経異常も生じやすく，ガイドラインに準拠した標準的な心不全治療がかえって有害となってしまうこともある．したがって，治療方針を決定するうえで，各臓器の予備能低下，薬物動態の変化，認知機能・身体機能・社会機能の低下，患者の生活・家庭環境など，患者の全体像を包括的に把握したうえで対応することが重要である．

　慢性心不全患者は，長期に及ぶ多剤薬物療法に加え，併存症に対する薬物治療が並行しておこなわれていることも多く，患者自身の自己管理能力に限界があることもふまえて，多職種からなるチームによる介入が重要となる．かかりつけ医のみならず，地域かかりつけ薬局・看護師・理学療法士・栄養士・ケースワーカーなどとの綿密な連携の構築が今後さらに必要である．

　さまざまな併存症が心不全そのものよりも生命予後の決定因子となる場合も多いが，高齢者心不全においては，病状が不安定で予期せぬ変化もあり病期の判断が困難なことも多い．したがって，心不全の診断がついた時点から緩和ケアの概念を取り入れていくことは通常の心不全患者でもおこなわれるが，特に高齢者心不全では重要である（**図❷**）[3]．経過に応じた意思決定支援が重要で，平素から本人のみならず日常生活動作（ADL）や生活状況をよく知る家族ら・医療者チームがあらかじめ話し合うプロセス"advance care planning（ACP）"を随時おこない，患者主体の意思決定を支援することによ

POINT
- 患者の大半が併存症を有しており，個体差も顕著である．
- 心不全の治療に際しては，心臓自体に対する治療とともに，併存症・栄養状態・フレイル・社会生活環境などを把握・評価することが重要である．

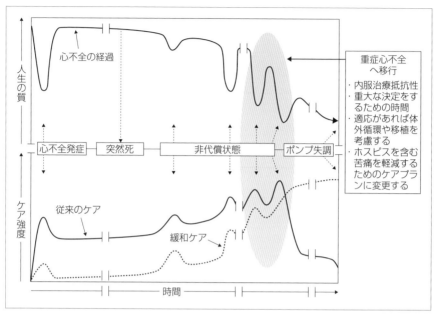

図❷　心不全経過における緩和ケアの概念

（文献３より引用）

り中長期的な合意を形成しておくとよい.

██ 本疾患とフレイル・健康寿命との関係

　高齢者心不全では，栄養状態，筋肉量低下に伴う機能的障害であるサルコ
ペニアと，環境因子に対する脆弱性をあらわすフレイルを総合的に把握・評
価することが重要である.

　心不全患者では腸管浮腫に伴う吸収障害や透過性の亢進，右心不全に伴う
食欲不振により低栄養状態になることが多く，低栄養状態は予後を規定する

POINT

● 心不全と診断された時から，本人の生き方や終末期のことも含めた意思決定支
援について多職種で準備を始めることが重要である.

表❶ 代表的な栄養状態評価方法

代表的な栄養因子を含む全身状態把握のための指標

Prognostic Nutritional Index（PNI） 　PNIスコア＝10×血清アルブミン値（g/dl）＋0.005×総リンパ球数（mm^3） 　栄養状態；正常（＞38），中等度低栄養（35〜38），高度低栄養（＜35）
Nutritional Risk Index（NRI） 　NRIスコア＝(1.519×血清アルブミン値 [g/dl])＋ 　　　　　　　　(41.7×現在の体重 [kg]/理想体重 [kg]) 　栄養障害による危険性；高度（≦83.5），中等度（83.5＜　≦97.5）， 　　　　　　　　　　　　　　低い（97.5＜　≦100），ない（100＜）
Geriatric Nutritional Risk Index（GNRI） 　GNRIスコア＝14.89×血清アルブミン値（g/dl）＋41.7×(BMI/22) 　栄養障害による危険性；高度（＜82），中等度（82≦　＜92），低い（92≦　＜98）， 　　　　　　　　　　　　　　ない（98≦）

CONUTスコアと評価

血清アルブミン値； ALB（g/dl）	≧3.5	3.49〜3	2.99〜2.5	＜2.5
スコア①	0	2	4	6
総リンパ球数；TLC（/μl）	≧1,600	1,200〜1,599	800〜1,199	＜800
スコア②	0	1	2	3
総コレステロール値； T-cho（mg/dl）	≧180	140〜179	100〜139	＜100
スコア③	0	1	2	3
栄養レベル	正常	軽度異常	中等度異常	高度異常
CONUTスコア （①＋②＋③）	0〜1	2〜4	5〜8	9〜12

因子である[4]．加えて高齢心不全患者ではエネルギー摂取量不足，同化作用の障害により複合的に低栄養状態を形成し，低栄養状態による骨格筋量低下，骨格筋のポンプ機能衰弱，食事量低下による心不全の増悪と体液貯留増悪，慢性的低栄養は，更なる栄養状態の悪化を招き，心臓悪液質に陥る悪循環を生じる[5]．よって，高齢者心不全を対象とした研究において有用性が報告されている客観的指標での栄養状態評価方法（**表❶**）や，全人的に評価す

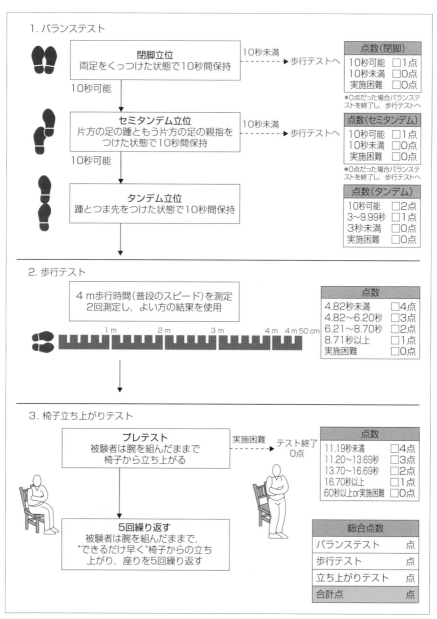

図❸ Short physical performance battery（SPPB）

（文献 6 より引用）

る主観的包括的栄養評価法（subjective global assessment：SGA）などを用いた評価をおこない，早期に栄養に介入することが必要である．

心不全における骨格筋への影響としては，①骨格筋萎縮，②遅筋から速筋への筋線維型の変化，③筋代謝酵素の変化　④エネルギー代謝異常などが報告されている．なかでも骨格筋萎縮は運動耐容能低下や生活の質（QOL）の低下に強く関連し，筋力低下や筋萎縮は予後悪化と密接に関連することが知られている．運動は骨格筋の同化作用を促進し，異化作用を抑制する効果があるため，サルコペニアの予防・改善に有用な手段である．まずは，心不全患者の安定期に筋力測定や short physical performance battery（SPPB）（多職種の視点，図❸）[6]などをおこない，現状の身体機能面を評価することが重要である．そのうえで，個別的に適度な低〜中強度負荷のレジスタンストレーニングと全身の有酸素運動を組み合わせておこなうことにより，運動耐容能および QOL の改善につながると考えられている．

このように心不全におけるフレイル・サルコペニアを適切に診断・評価し，適切かつ早期にしかるべき介入をおこなうことで，生活機能の維持・向上を図ることが期待できると考えられ，医師・看護師・薬剤師・栄養士・理学療法士・臨床心理士・ソーシャルワーカーなどで構成される多職種介入チームのみならず，退院後を見据えた地域包括ケアシステム，ケアマネージャーや訪問看護ステーションなどの地域支援機関，さらには地域社会全体での更なる連携が重要である．

（神﨑 万智子，坂田 泰史）

多職種の視点　フレイルの一判定基準としてのSPPBの有用性について

Short physical performance battery（SPPB）（図❸）[6]は，立位と歩行，椅子からの立ち上がりの3つの能力から高齢者のフレイルの身体機能面を評価する指標の一つである．12点満点で点数が高いほど身体機能がよいことを示し，心不全を含む高齢者では退院時の SPPB が低い（9点未満）と退院後に新たな動作障害が発生しやすいとされている．高齢心不全患者のフレイル予防や介入には何よりフレイルを見逃さないことが大切であり，5〜10分程度で簡便に評価できる SPPB はそのスクリーニングの手段として有用と考えられる．（理学療法士・鎌田理之）

■ References ■

1) 日本心不全学会ガイドライン委員会：高齢心不全患者の治療に関するステートメント，2016 http://www.asas.or.jp/jhfs/pdf/Statement_HeartFailurel.pdf
2) McMurray JJ *et al*：ESC guidelines for the diagnosis and treatment of acute and chronic heart failure 2012：The Task Force for the Diagnosis and Treatment of Acute and Chronic Heart Failure 2012 of the European Society of Cardiology. Developed in collaboration with the Heart Failure Association（HFA）of the ESC. *Eur J Heart Fail* **14**：803-869, 2012
3) Allen LA *et al*：Decision making in advanced heart failure：a scientific statement from the American Heart Association. *Circulation* **125**：1928-1952, 2012
4) Anker SD *et al*：Wasting as independent risk factor mortality in chronic heart failure. *Lancet* **349**：1050-1053, 1997
5) Akashi YJ *et al*：Cachexia in chronic heart failure：prognostic implications and novel therapeutic approaches. *Curr Heart Fail Rep* **2**：198-203, 2005
6) Riskowski JL *et al*：Functional foot symmetry and its relation to lower extremity physical performance in older adults：The Framingham Foot Study. *J Biomech* **45**：1796-1802, 2012

PART 3 | 5 | 血管疾患の治療とフレイル

　近年，高齢化に伴い末梢動脈疾患（peripheral artery disease：PAD）患者が増加している．PAD は足の動脈が狭窄もしくは閉塞し，下肢に虚血症状を引き起こす病気である．以前「閉塞性動脈硬化症」と呼ばれていた疾患や，喫煙との関連が強い「バージャー（ビュルガー）病」が含まれる．ここでは，おもに閉塞性動脈硬化症に関して，その特徴や基本的な治療・管理方法およびフレイルとの関連性を概説する．

PAD の特徴と治療および管理方法

　PAD では下肢虚血が高度であると組織壊死に陥り下肢切断が必要となることが決して少なくない．さらに，PAD では肢の予後のみならず生命予後が極めて不良であることが指摘されている．日本脈管学会の報告によると，PAD 症例の代表的症状である間欠性跛行を有する症例の 5 年生存率は 80％弱，10 年生存率は約 50％であり，また皮膚潰瘍や壊死を有する症例では，5 年生存率は 50％弱，10 年生存率は 10％にも満たない．PAD 患者の生命予後が不良である要因として，PAD 患者の約 50％に心・脳血管障害を合併することがあげられる[1]．冠動脈疾患（CAD）や脳血管疾患（CVD），さらに PAD が複合的に合併している病態を polyvascular disease とする概念が導入された[2]．Polyvascular disease は，冠動脈の血行再建を受けた患者において予後不良因子であることが明らかにされている[3]．複合血管のスクリーニングは全死亡率を有意に低下させることが報告されており，PAD 診療において polyvascular disease 合併の検索は重要である[4]．

　皮膚潰瘍や組織壊死を伴っている状態を重症虚血肢（critical limb ischemia：CLI）と呼ぶが，CLI はアテローム性動脈硬化症の末期状態であり，CLI 患者が有する他臓器の血管疾患は跛行患者のそれよりも重症度が高いとされ

ている[5]．CLI 患者における初期治療で血行再建が施される割合は約 50％に
とどまり，約 25％は初期治療において下肢切断を余儀なくされる．また初期
診断から 1 年後の死亡率は 25％にも及ぶ．下肢切断術を受けた CLI 症例で
は，早期の周術期死亡が 10％あり，また 2 年後の死亡率は 35％と非常に生
命予後が不良である[6]．

　PAD 患者の治療は薬物治療と血行再建が柱となる．薬物治療はバイアスピ
リンやシロスタゾール，サルポグレラートによる抗血小板薬が必要であるこ
とは言うまでもないが，PAD が動脈硬化を基盤とした polyvascular disease で
あることを考えると，リスクファクター管理として，高血圧に対する降圧
薬，脂質異常症に対するスタチンやエゼチミブ，糖尿病に対する血糖降下薬
を投与し至適目標値へ管理することが重要であり，また何より喫煙者では禁
煙が必須である．血行再建としては，カテーテルによる血管内治療，外科的
な内膜剝離，そしてバイパス手術があげられる．日本循環器学会の末梢閉塞
性動脈疾患の治療ガイドライン（2015 年改訂版）では，治療ターゲットが
腸骨動脈領域の場合，カテーテルによる血管内治療を class I と位置づけ，大
腿膝窩動脈領域でも血管内治療を class I としているが，遠隔期成績は自家静
脈を用いた外科的バイパス術の域に達していない現状がある．膝下動脈領域
では，血管内治療の再狭窄率が 3 ヵ月後で 70％にも及ぶことから原則バイパ
スが考慮されるが，自家静脈による外科的バイパス術が困難で生命予後が 2
年以下と予測されるような患者では血管内治療は妥当であると考えられてい
る．近年の血管内治療におけるデバイスの発展はめざましく，今後適応領域
の拡大が予想される．

POINT
- PAD 症例は，下肢血管のみならず，冠動脈疾患や脳血管疾患が合併した poly-vascular disease 状態をとる可能性が高く，予後不良である．
- PAD の治療は，内服，カテーテルによる血管内治療および外科的な内膜剝離やバイパス手術があげられる．

PAD とフレイル

PAD は加齢に伴い増加する動脈硬化を基盤としており，また高齢者では polyvascular disease となりやすいこと，さらに下肢虚血による歩行障害をきたす病態であることを考えると，PAD とフレイルには関連性があることが予測される．しかしながら現状では，PAD とフレイルとの関連性における報告は，他の心血管疾患，たとえば冠動脈疾患や心不全とフレイルとの関連に関する報告と比較して極端に少ない．

台湾より報告されている研究によると，1,036 名の地域在住 65 歳以上高齢者（男性 539 名，女性 497 名，平均年齢 74.2±6.6 歳）のうち，143 名（13.8％）にフレイルが，また 74 名（7.1％）に PAD が存在していた．さらにフレイル症例では PAD 合併リスクが 3 倍以上に上昇していた[7]．筋力低下はフレイルの代表的な症状である．PAD や腹部大動脈瘤の血管疾患を有する患者を対象におこなった研究では，311 名の血管疾患患者のうち 27.7％に握力低下を指標としたフレイルが認められ，フレイル状態にある患者群とフレイル状態にない患者群との比較では，心臓疾患のリスクをもつ患者が非心臓手術を受ける際のリスク評価法である revised cardiac risk index（RCRI）がフレイル群においてより高値であり，フレイルと RCRI 高値とのあいだに因果関係が示された．また，握力低下を指標に判断された上記フレイル合併血管疾患患者では，下肢筋の面積がフレイル非合併群よりも低値であった[8]．下肢切断が施行された症例を対象とした後ろ向き研究によると，379 名の対象患者の術後 30 日以内の再入院および死亡率は 22.7％であり，フレイルスコアが高くなればなるほど再入院率が上昇していた[9]．PAD の予後とフレイルとの関連に関する同様な報告として，外科的バイパス手術が施行された PAD 患者 4,704 名（平均年齢 67.9±11.7 歳）における modified frailty index（mFI）を用いたフレイルの合併調査研究がある．この研究ではフレイル合併を軽度

POINT
- PAD の管理として，動脈硬化のリスクファクター管理や合併症の検索および治療まで包括的におこなう必要がある．

から重度まで4段階に分けて調査しているが，フレイル軽度1度の合併は14.6％あり，以後2度で55.9％，3度で26.9％，4度で2.6％と多くの症例でフレイルが合併しており，さらにmFIが高いほど死亡率が高かった[10].

　少なくともフレイルは他の心血管疾患と同様にPADでも予後に影響を及ぼすことを考えると，フレイルに対する介入とPAD予後との関連など今後更なる研究が期待される.

（池田 義之）

■ References ■

1) Cacoub PP *et al*：Cardiovascular risk factor control and outcomes in peripheral artery disease patients in the Reduction of Atherothrombosis for Continued Health（REACH）Registry. *Atherosclerosis* **204**：e86–e92, 2009

2) Setacci C *et al*：Diabetic patients：epidemiology and global impact. *J Cardiovasc Surg*（Torino）**50**：263–273, 2009

3) Morikami Y *et al*：Impact of polyvascular disease on clinical outcomes in patients undergoing coronary revascularization：an observation from the CREDO–Kyoto Registry Cohort–2. *Atherosclerosis* **228**：426–431, 2013

4) Lindholt JS *et al*：Population screening and intervention for vascular disease in Danish men（VIVA）：a randomised controlled trial. *Lancet* **390**：2256–2265, 2017

5) Sukhija R *et al*：Association of ankle–brachial index with severity of angiographic coronary artery disease in patients with peripheral arterial disease and coronary artery disease. *Cardiology* **103**：158–160, 2005

6) Norgren L *et al*：Inter–Society Consensus for the Management of Peripheral Arterial Disease（TASC II）. *J Vasc Surg* **45**：S5–S67, 2007

7) Lin CH *et al*：Association between frailty and subclinical peripheral vascular disease in a community–dwelling geriatric population：Taichung Community Health Study for Elders. *Geriatr Gerontol Int* **15**：261–267, 2015

8) Reeve TE IV *et al*：Grip strength measurement for frailty assessment in patients with vascular disease and associations with comorbidity, cardiac risk, and sarcopenia. *J Vasc Surg* **67**：1512–1520, 2018

9) Fang ZB *et al*：Preoperative frailty is predictive of complications after major lower extremity amputation. *J Vasc Surg* **65**：804–811, 2017

10) Ali TZ *et al*：Modified frailty index can be used to predict adverse outcomes and mortality after lower extremity bypass surgery. *Ann Vasc Surg* **46**：168–177, 2018

POINT

● PADとフレイルとの因果関係が報告されている．しかし，他の心血管疾患とフレイルとの関連性のエビデンスほど豊富に報告されてはいない.

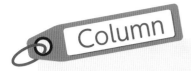

TAVI とフレイル

　経カテーテル大動脈弁留置術（TAVI）は手術ハイリスクな大動脈弁狭窄症患者に対し福音となる治療法であり，近年爆発的に実施数が増えてきている．大動脈弁狭窄症が高齢者に多い病気ということもあり，TAVI を受ける患者でフレイルを呈する患者はかなり多く，報告によれば 40% 程度にも及ぶ．フレイルがあるから手術を受けることが一見難しそうであり TAVI を選択するわけだが，TAVI をすることでフレイルが改善する患者も少なからず存在する．同時にフレイルはフレイルのままで TAVI によって大動脈弁機能を修復しても自覚症状として何も変化がない患者もいる．ある程度のフレイルまでは TAVI の"しがい"があるものだが，かなりのフレイルになるともう TAVI をやっても"がい"ですらある．Shimura らは Clinical Frailty Scale（CFS）が 7（一見して車椅子移動の人）以上や 6 分間歩行で歩けない人は TAVI をおこなっても予後不良であると報告した．6 分間歩行距離はその他のさまざまな分野でも予後に大きな影響を及ぼす因子として報告がある．人間の疾病はさまざまな臓器で，多様な重症度で，時間軸を重ねながら発症していく．二本足で歩くという統合機能は，実にいろいろな要素を組み合わせた，ヒト科生物のみが体得したものである．歩くことで遠くに移動したり，敵や災難が来た時に逃げたりすることができる．ちなみに 5 m 歩行にかかる時間 6 秒というのは，横断歩道を車に轢かれずに渡ることができる速度らしい．歩くこともままならない身体は，一臓器障害を一気呵成に修正したところで，それまでに形成された歩行不可という状態が醸成されるまでにかかった時間をもとに戻すことはできない．もしかしたら，毎日弁口面積を 0.01 cm² だけ広げていくことでゆっくりと時計を巻き戻していけば，フレイルも戻るのかもしれない．

　手遅れの状態で受診される高度弁膜症の患者に対峙するたびに，タイムマシンにのってその時間を巻き戻したい衝動に駆られる．同時に

その時間に彼ら彼女らが経験してきたさまざまな人生の出来事を，彼ら彼女らはまた経験したいと思うだろうか，とも思う．一つの臓器を原始的な方法で治すことしかできない私のような臓器専門医がフラジャイルな彼ら彼女らに対してできることといえば，それまでの彼ら彼女らの人生のドラマについて時間の許す限り話を聞いてあげることぐらいしかない．過去に思いをよせ，フラジャイルな個体に対して何をしているのかを理解すること，TAVIの本質はそこにあるのかもしれない．

（有田 武史）

PART 4

生活支援に
根ざした介入

PART 4 1 循環器疾患・機能障害を有する高齢者とのコミュニケーション

　循環器疾患を有する患者において，機能的な側面から，あるいは不安感から，健康寿命の終わりに向かうフレイルに陥りやすいことが想定される．特に高齢者においては，認知症の併存の問題もあり，フレイルを予防するために患者とコミュニケーションをいかにとるかということが重要となる．ここでは循環器障害・機能障害を有する高齢者とコミュニケーションをとる方法について概説する．

■ 健康寿命延長のための「3本の柱」

　高齢者の健康寿命を護るために，「栄養」「身体活動」「社会参加」という重要な3本の柱がある（**図❶**）[1]．栄養に関しては，タンパク質の摂取など食事の問題だけではなく，口腔内環境を整える，いわゆる口腔内フレイルを予防

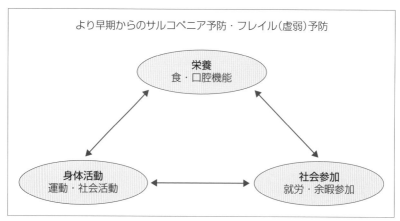

図❶　健康寿命のための「3つの柱」

（文献1より作成）

82

し，きちんと食べられる環境を維持することも含まれる．高齢者は，会話が少なくなり，唾液の分泌が低下する．そのため，誤嚥，口腔内乾燥，さらには齲歯の増加などが生じ，結果として食欲低下，食事に対する不安，咀嚼誤嚥ができないなどの問題が生じる．口腔内フレイルを予防するような，舌の運動も重要になってくる．身体活動に関しては，運動耐容能とは異なり，患者が身体を動かそうとする意欲も含まれる．歩ける体力はあるのに，循環器系基礎疾患のための息切れやそれに対する不安などにより，行動を制限しがちである．労作時息切れという心不全の症状は，安静にしていると出ないため，高齢心不全患者においては運動を積極的におこなわない患者も多い．いかに，運動や身体を動かす必要性を認知するかが重要であり，その行為が日常になるよう留意しなくてはいけない．社会活動に参加しなくなると，循環器疾患を有する独居老人がフレイルになりやすい．心不全の症状の一つに，社会参加をしたくなくなるというのがある．これは，労作時の呼吸困難，他者に比べ運動耐容能が低下しているということに起因する場合もある．患者自身が社会参加の重要性を理解するとともに，家族だけではなく，メディケアシステムが患者の社会参加を推進する必要がある．これらのことを，高齢者に理解してもらうためには，我々医療従事者が患者ときちんとコミュニケーションをとれるということが前提となる．

▮▮▮ 循環器疾患・機能障害を有する高齢者とのコミュニケーション（認知症がない場合）

循環器疾患・機能障害を有する高齢者とのコミュニケーションをとるために，認知症がある患者とない患者にわけて考える必要がある．認知症がない場合は，患者満足度を上げることが重要である．通院を定期的におこなう，服薬アドヒアランスを改善させるためにも，患者満足度の向上というのは不可欠である[2]．

1. 患者満足度

厚生労働省の平成 26（2014）年の「受療行動調査の概況」に記載されて

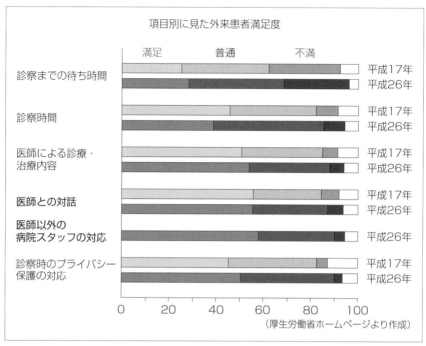

図❷　平成26年受療行動調査（概数）の概況

いる項目別に見た外来患者満足度を見ると，医師との対話，医師以外の病院
スタッフの対応といったコミュニケーションにおいて，患者満足度が約
60％弱といった一番高い数字を示している（図❷）[3]．患者満足度を向上させ
るために，単なるサービスの向上だけではなく，ホスピタリティーが必要で
ある．相手の気持ちになって考える，相手に対する主体的なおもてなしを持
つことが重要である．自ら相手の気持ちになり，相手の立場になり，ともに
考えて，ともに行動するという姿勢を見せることが望まれる．たとえば，運
動療法を例に挙げて考えてみると，30分有酸素運動してくださいというの
がマニュアルで，パンフレットなど資材を活用し，説明しながら具体的に運
動療法を指導するのがサービスである．さらに踏み込んで，患者の現在の体
力や嗜好や性格などを把握し，30分とこだわらず継続を目的とした個別の
指導をおこなうことがホスピタリティーとなる．ホスピタリティーを発揮す

るためには，長期的視野に立って患者満足度を捉える必要がある．医師だけではなく，看護師，薬剤師などメディカルスタッフ全員がホスピタリティーの意味や意義を理解し，ホスピタリティーに繋がる知識やスキルをメディカルスタッフ全員が共有する必要がある．

2. 医療面接 （medical interview）

医師と患者の間には視点の違いによる考えの相違が存在する．どんな話題や問題を選択し，また強調して答えたらよいかなどを，患者自身に選択させるいわゆる open-ended question を用いることでコミュニケーションがとりやすくなる[3]．患者にとっての問題点，問題の原因，問題となる理由，問題による患者への影響，問題による生活や人間関係の変化，問題解明についての患者の希望および患者が考えている治療を聞くことで，患者の症状だけではなく，疾患に対する理解度が分かる．患者が訴える問題点は本質ではなく，不安からもたらされることがあることも多いが，これをないがしろにすると患者とのコミュニケーションがとれず，服薬アドヒアランスも低下することが危惧される．循環器疾患を有する高齢者においては，基礎疾患に対する不安が大きく，外来毎に何度も同じ質問をしてくる場合もあるが，それを納得させないと，不安により身体活動性が低下しフレイルが惹起される．心不全における重要な徴候である労作時息切れは，高齢者においては息切れがあれば動かないので聴取できない場合もあり，動いた時にどうなのかということを話してもらうことが重要であり，そのためには動いてもらう必要性を説明する必要がある．夜間トイレの回数が増えたという訴えは重要で，夜間高血圧あるいは心不全による体液貯留が危惧される．高齢者の場合，前立腺肥大や過活動膀胱を有する場合が多いが，それらの場合1回の排尿量が少ないことが多い．夜間高血圧の場合，圧ナトリウム利尿により尿量が増加する．心不全の場合，間質に貯留した水分が就寝後，約4時間で静脈にもどり静脈還流量が増加するため尿量が増える．夜間尿量が増えると，朝内服する利尿薬の影響と勘違いし，利尿薬を自己調節し，症状が増悪することがある．くり返し説明が必要な場合も多く，その場合，基本的には患者が医療サイドの意見に納得できていない場合が多い．患者に納得して話を聞いてもら

うにはいくつかのテクニックが必要である.

1) 反映

　患者に表現された精神的, 情緒的な側面を認知し, その認知したことを医師が患者に伝える行動を意味する[4]. たとえば, 心不全患者が不安と訴えたら, オウム返しのように,「それは不安ですね」「それはつらいですね」などという言葉を返す.

2) 是認

　患者の解釈を否定せずに医師が受け止めた, 理解したと患者に伝えることを意味する[4]. 患者がテレビでこう言っていたと話したとき,「それは違います」と否定せずに,「テレビを見てると, そう思いますね」と一旦受け止めるクッションが必要である. 患者の症状や考えを医療従事者が知っているということを, 患者に伝えることが重要である. 一方,「迎合」という言葉がある. 患者の不可解な言動に同意することをさすが, これとは明らかに異なり, 同意をするのではなく, 患者の話を聞いて, 話している内容を理解したと伝えることが重要である.

3) ストローク

　心理的, 肯定的ストロークとは, ほめる, 励ます, 慰める, 微笑む, 優しく見つめるなど, 患者の存在を認める行為を意味する[4].

4) アジェンダ

　患者が何を目的に外来に来ているのかを, 意識することが重要である[4]. 循環器疾患の基本病態と乖離したことでも, 主訴を解決しないと患者満足度

POINT
● フレイル予防においては患者といかにコミュニケーションをとるかが重要.
● 健康長寿延長のためには,「栄養」「身体活動」「社会参加」という重要な3本の柱がある.

は上がらない．不安感が中心であれば，それを改善しないと患者満足度は上がらない．

　以上のように，コミュニケーションを円滑に進めるには，医師側が患者の存在を認め，話を聞いているということを患者に伝えるテクニックが必要である．動きが緩慢な高齢循環器疾患患者に対し，多忙な外来中つい話をぶつ切りしてしまったり，電子カルテに向いてしまう時間が長くなり，対面時間が短くなると，コミュニケーションを円滑にする機会を逃してしまうかもしれない．

▮▮▮ 循環器疾患・機能障害を有する高齢者とのコミュニケーション（認知症がある場合）

　認知症がない患者に比べ，コミュニケーションがとりづらいのは事実である．重要なことは，感情を受けとめることにより，非言語下のコミュニケーションをはかることである．なぜ，怒っているのかの原因を探すことにより，解決の糸口が見つかる場合も多い．そのためには，言語だけではなく，腕の動きや震え，足の向きなどにより，我々の方に向かい合っているのか，逃避しようとしているのかなど，非言語のサインを探し，それをもとにコミュニケーションをはかることが重要となる．認知症の方も，認知症になってもプライドを持って生活しておられることを忘れてはいけない．

▮▮▮ まとめ

　循環器疾患を有する高齢者とのコミュニケーションのとり方について概説した．コミュニケーションをとることが，フレイル予防のための運動・食事療法の基礎となるので，コミュニケーションを重視した診療をおこなう必要がある．

（大西 勝也）

■ References ■

1) 東京大学高齢社会総合研究機構・飯島勝矢：フレイル予防ハンドブック
2) 大西勝也：高血圧治療に何か抜けていませんか？　探検する服薬アドヒアランス，先端医学社，東京，2016
3) 飯島克巳，佐々木將人 訳：メディカルインタビュー 三つの機能モデルによるアプローチ（第2版），メディカル・サイエンス・インターナショナル，東京，2003
4) Takemura YC *et al*：Which medical interview behaviors are associated with patient satisfaction? *Fam Med* **40**：253-258, 2008

生活を見直そう フレイル予防に向けて

▌▌▌ 循環器機能の健康維持・予防対策

　生活習慣病の管理不良が循環器疾患や悪性腫瘍などの原因になることは周知の事実であるが，後期高齢者のフレイルの病態においても同様に考えてよい．すなわち，生活習慣自体の問題や種々の疾患（心・肺・血管・脳・腎・骨関節疾患などの合併）により運動不足や運動不能に陥り，運動耐容能低下を来たした病態がフレイルと定義されている．フレイルの定義にもとづくフレイルの一般的予防戦略は，①筋力向上，②歩行速度改善，③活動量の増加，④疲労改善，⑤体重維持などであるが，①〜③は運動療法で対応可能であるので，フレイル予防に運動支援が重要である．しかし，運動のみによるフレイル予防策では④，⑤には対応できず，限界がある．というのは，フレイル高齢者は心血管腎脳疾患，心不全，高血圧，糖尿病，骨粗鬆症，変形性膝関節症などの既往が多く，腰・膝痛を有する者の割合が高く，転倒率のみならず転倒恐怖感のために外出を控える者の割合が高いからである．一方，フレイル状態をそのまま放置すると，更なる障害を合併し悪循環を形成していく．

　フレイルを定義する因子がその後発生する障害にどのように関与するかを調査した研究があるが，有意なものとして，歩行速度低下（HR＝2.32），筋力低下（HR＝1.90），体重減少（HR＝1.61）がより強く関連すると報告されている[1]．この研究結果からは，フレイル予防策として，歩行機能や筋力の改善をめざす運動療法のみならず体重減少予防も重要であることが示唆された．高齢者の筋量上昇，筋力向上，歩行機能の改善には運動とともに栄養補充が必要であり，とくに，タンパク質，茶カテキン，ビタミン D，ω3 脂肪酸，乳脂肪被膜成分，アミノ酸などの補充が効果的であると報告され，関心が高まっている．現段階では，フレイル予防策あるいは治療策としては，運動単独あるいは栄養単独よりは運動指導と栄養補充の組み合わせがより効果

的であることが多くの研究で指摘されている.

▌▌▌ 循環器疾患とフレイル

多くの循環器疾患の終末病態は心不全である. 世界でも最も人口構成の高齢化が進むわが国では, 循環器疾患合併高齢者の心不全への進行を防止することが健康寿命延長には本質的に重要な標的である.

心不全患者に特徴的な労作時呼吸困難や易疲労感といった運動耐容能低下を示す症状は, 必ずしも心機能低下の程度と相関しないことから, 運動耐容能低下の要因として, 以前より骨格筋の器質的・機能的異常が重要と考えられるようになった. 心不全における骨格筋異常として骨格筋萎縮, 遅筋から速筋への筋線維型の変化, 筋代謝酵素の変化, そしてエネルギー代謝異常が知られている[2]. したがって, 心不全の病態に合併する筋力低下や筋肉減少(サルコペニア)を原因とするフレイル予防が重要である.

心不全症例では運動耐容能が低下しており, 臨床症状の出現や生活の質の低下とかかわっている. さらに, 運動耐容能の低下には心機能を含む中心循環より, 末梢機能, すなわち骨格筋の異常が重要な役割を果たしている. 運動耐容能の指標として, 最大酸素摂取量が用いられるが, これは持久能力を示しており, 骨格筋異常のなかで骨格筋線維型の偏移(Ⅰ型からⅡ型へ), 骨格筋エネルギー代謝障害, 酸化系酵素の低下, ミトコンドリア量や質の低下がかかわっている. 一方, 筋萎縮や筋力の低下も合併することが知られる. 膝屈筋力の強弱で2群に分けると, 筋力の低い群で有意に生存率が低かった. 筋萎縮と筋力低下はサルコペニアの構成要素となっている. 心不全患者の疫学調査において, BMIが低いほど死亡率が高いことが報告されている[3]. この現象は"obesity paradox"と呼ばれ, 心不全におけるサルコペニアの重要性を示唆する. 骨格筋量は50歳以上では年間1〜2%減少し, 80歳まで

POINT
● フレイル対策は運動単独あるいは栄養単独よりも, 運動指導と栄養補充の組み合わせがより効果的である.

に30％が失われる．わが国における心不全の疫学調査では，高齢者の割合が極めて多く，80歳以上のサルコペニア症例の割合は30％近くにも上ることが報告されている[4]．心不全のサルコペニアは二次性であるが，加齢による影響も大きいと考えられる．その他，身体不活動，代謝亢進（異化亢進），慢性炎症，神経体液性因子活性化，インスリン抵抗性などがサルコペニアとかかわっていると考えられている．

▌▌▌ フレイル予防のための施策

1. 筋力増強に対する運動療法の効果

　筋力向上に対する運動効果を総合的にまとめたメタ解析がある．47編（対象者1,079名）のメタ解析によれば，高強度運動による筋力の向上範囲は9.8～31.6kgと有意な向上効果を認め，高強度運動が推奨されている[5]．さらに，運動強度の強弱の影響を検証した研究によれば，足の筋力は，高強度で54.0％向上，低強度で17.0％向上し，高強度の運動が筋力向上により効果的であると指摘している[6]．しかし，Reidら[7]の研究によれば，足伸展力は低強度で34.0％向上，高強度で42.1％向上と報告され，高強度運動によって向上率は高いものの，両者間に有意差はみられなかった．したがって，運動強度にはあまりこだわらなくてもよいとする考え方もある．一方，筋力向上に対する運動頻度の影響を検討した研究も報告されている．80％1回反復できる最大負荷量（1 repetition maximum：1RM）のレジスタンス運動を週1，2，3回指導し，総合筋力を比較した研究によれば，1回で37.0％向上，2回

多職種の視点 運動と栄養の重要性

フレイルの一般的予防戦略は，①筋力向上，②歩行速度改善，③活動量の増加，④疲労改善，⑤体重維持などがあり，①～③は運動療法で対応可能であるため，運動支援が重要となる．しかし，運動のみによるフレイル予防策では④，⑤には対応できず完全ではない．フレイル高齢者は心血管腎脳疾患，心不全，高血圧，糖尿病，骨粗鬆症，変形性膝関節症や，腰・膝痛を有する者の割合が高く，外出を控える方も多くいる．したがって，フレイル予防には運動・適切な栄養摂取などの生活支援が非常に重要となる．

91

で 41.9％向上，3 回で 39.7％向上と頻度による筋力変化の差はみられなかった[8]．フレイル予防には最低週 1 回の中等度から高強度のレジスタンス運動が必要と考えられる．

　一方，心不全を含む循環器疾患症例では高強度負荷による有害事象が高頻度で発生し注意を要する．フレイルの原因となるサルコペニアを合併した心不全患者では個別的な低〜中強度負荷のレジスタントレーニングを全身の有酸素運動に組み合わせると，運動耐容能および QOL 改善に有効とされる．監視下運動療法にて，1RM の 20〜30％あるいは Borg 指数 11〜13（ややきつい）の範囲内で週 2〜3 回実施し，負荷量を 40〜60％へ徐々に増加させることが推奨されている[9]．高齢者では特に短期間のベッド上安静でも筋量・筋力が低下することが知られており，心不全での入院後，急性期からベッド上でレジスタンス運動をおこない，筋量・筋力低下を予防したい．

2. 運動の種類による違い

　レジスタンス運動あるいは持久的有酸素運動による身体活動度改善効果を検証した研究は多くない．先行研究で採用している身体活動度の評価項目は，歩行速度，TUG（timed up & go test），30 m 歩行時間，階段上りなどである．レジスタンス運動後のクレアチン補充の効果を検討した Brose らの研究によれば[10]，指導後に 30 m 歩行時間は運動＋クレアチン群 10％改善，運動＋プラセボ群 9％改善，14 段の階段上り時間は運動＋クレアチン群 15％改善，運動＋プラセボ群 22％改善され，レジスタンス運動指導の有効性を強調している．ちなみに，生活習慣病予防や心臓リハビリテーションの分野での心肺機能改善には中等強度であれば持久的有酸素運動でもレジスタンス運動でもほぼ同等の改善が見込めると報告されている．

3. フレイル有症率の改善

　Cesari らは 70〜89 歳の男女 424 名を運動群と対照群に分けて，運動群には有酸素運動や筋力強化運動，柔軟性向上とバランス訓練を指導し，その 6，12 ヵ月後のフレイル有症率を調べている．その結果，6 ヵ月後有症率には有意な差は観察されなかったが，12 ヵ月後の有症率は，対照群 19.1％に比べ

て運動群10.0％と有意に低下する傾向であった[11]．Yamaraら[12]は，地域在住高齢者610名を運動群305名と対照群305名に分け，運動群には週1回の有酸素・筋力強化・柔軟性・バランス訓練を16週間おこない，1年後の要介護認定率を調べた．その結果，対照群55名（18％）に比べて運動群は25名（8.1％）と要介護認定者の有意な減少（RR＝2.16）が観察されたと報告している．Gustafssonら[13]のフレイルの危険性の高い80歳以上の高齢者を対象に，健康増進を目的とした家庭訪問介入を3ヵ月間実施した結果によれば，主観的健康度（OR＝1.99）の改善効果は観察されたが，フレイルの改善効果は観察されなかったと指摘している．したがって，フレイル予防のための運動などの介入は比較的長期間（最低1年間）継続する必要がある．

4. 栄養補充療法

　タンパク質の摂取量低下やビタミン類の摂取量低下は加齢に伴う骨格筋量低下やフレイル発症の独立した規定因子である．フレイルの悪循環サイクルにおいてもサルコペニア発症には栄養状態低下が関与すると考えられている．筋タンパク質合成を促進する目的で栄養補充療法を併用する試みがなされている．Fiataroneら[14]は高齢者のレジスタンス運動に360 kcal余分に摂取することで下肢筋力の増強を認めた．タンパク質補充や必須アミノ酸の一つであるロイシンと運動療法との併用も検討されサルコペニアに有効な可能性があるが，心不全患者を対象とした栄養補充療法はまだ確立されていない．まだ，どのような食事がよいのかは不明な点が多いが，心不全患者の基礎代謝は呼吸数増加とも関連して亢進しており，エネルギーは十分に摂取する必要がある．心不全患者における栄養状態や介入方法の検討は，筋量・筋力維持を目的とした観点でも重要と考えられ，今後の重要な研究課題である．

5. 薬物療法

　ACE阻害薬によるサルコペニア・フレイルへの有効性が高齢高血圧患者を対象とした観察研究で示されている[15]．また，心不全患者を対象とした大規模臨床試験においてACE阻害薬は心不全に伴う体重減少を有意に抑制した．これらの報告はACE阻害薬がサルコペニアあるいはフレイルを合併した心不

全に有効である可能性を示唆しており，禁忌を除き全例に ACE 阻害薬の投与を推奨する現行のガイドラインを支持するものである．したがって，心不全の早期から ACE 阻害薬による治療を継続することが望ましい．また成長ホルモン，IGF-1，テストステロン，ビタミン D の補充療法は有効である可能性があるが，小規模で検討されたものが多く限定的なエビデンスにとどまる．摂食亢進と成長ホルモン分泌を促すグレリンや抗サイトカイン療法が今後期待される．さらにメタ解析結果では，神経筋電気刺激は心不全患者の最大酸素摂取量，6 分間歩行距離，QOL，筋力，内皮機能，および抑うつ症状を改善すると報告されており，有酸素運動が困難な患者には有効な治療法かもしれない．

（浦田 秀則）

■ References ■

1) Makizako H *et al*：Impact of physical frailty on disability in community-dwelling older adults：a prospective cohort study. *BMJ Open* **5**：e008462, 2015
2) Okita K *et al*：Exercise intolerance in chronic heart failure—skeletal muscle dysfunction and potential therapies. *Circ J* **77**：293-300, 2013
3) Hamaguchi S *et al*：Body mass index is an independent predictor of long-term outcomes in patients hospitalized with heart failure in Japan. *Circ J* **74**：2605-2611, 2010
4) Hamaguchi S *et al*：Predictors of long-term adverse outcomes in elderly patients over 80 years hospitalized with heart failure. – A report from the Japanese Cardiac Registry of Heart Failure in Cardiology（JCARE-CARD）. *Circ J* **75**：2403-2410, 2011
5) Peterson MD *et al*：Resistance exercise for muscular strength in older adults：a meta-analysis. *Ageing Res Rev* **9**：226-237, 2010
6) Vechin FC *et al*：Comparisons between low-intensity resistance training with blood flow restriction and high-intensity resistance training on quadriceps muscle mass and strength in elderly. *J Strength Cond Res* **29**：1071-1076, 2015
7) Reid KF *et al*：Comparative effects of light or heavy resistance power training for improving lower extremity power and physical performance in mobility-limited older adults. *J Gerontol A Biol Sci Med Sci* **70**：374-380, 2015
8) Taaffe DR *et al*：Once-weekly resistance exercise improves muscle strength and neuromuscular performance in older adults. *J Am Geriatr Soc* **47**：1208-1214, 1999
9) Piepoli MF *et al*：Exercise training in heart failure：from theory to practice. A consensus document of the Heart Failure Association and the European Association for Cardiovascular Prevention and Rehabilitation. *Eur J Heart Fail* **13**：347-357, 2011
10) Brose A *et al*：Creatine supplementation enhances isometric strength and body composition improvements following strength exercise training in older adults. *J Gerontol A Biol Sci Med Sci* **58**：11-19, 2003
11) Cesari M *et al*：A physical activity intervention to treat the frailty syndrome in older persons-results from the LIFE-P study. *J Gerontol A Biol Sci Med Sci* **70**：216-222, 2015
12) Yamada M *et al*：Community-based exercise program is cost-effective by preventing care and

disability in Japanese frail older adults. *J Am Med Dir Assoc* **13**：507-511, 2012

13）Gustafsson S *et al*：Health-promoting interventions for persons aged 80 and older are successful in the short term—results from the randomized and three-armed Elderly Persons in the Risk Zone study. *J Am Geriatr Soc* **60**：447-454, 2012

14）Fiatarone MA *et al*：Exercise training and nutritional supplementation for physical frailty in very elderly people. *N Engl J Med* **330**：1769-1775, 1994

15）Onder G *et al*：Effects of ACE inhibitors on skeletal muscle. *Curr Pharm Des* **12**：2057-2064, 2006

3 心臓リハビリテーション

　わが国は超高齢社会を迎え，心血管疾患に苦しむ高齢患者が増加している．いったん心血管疾患に罹患すると，心拍出量低下に伴う末梢血管や臓器への灌流障害や自律神経および経体液性因子の異常をきたし，安静を促されることも加わり，運動耐容能が低下することを多く経験する．とくに，心不全はそれらに強く関連し，フレイルを合併することも多く[1]，心不全にフレイルが合併すると，予後が悪くなることも報告されている（図❶）[2]．一方，心臓リハビリテーションは，医師や看護師，理学療法士，薬剤師，検査技師，栄養士，ソーシャルワーカーなどさまざまな職種が関与し，運動療法だけでなく，栄養指導や運動指導，服薬指導，禁煙指導，復職相談など，多方面から介入する包括的な治療である．フレイルを合併した心疾患患者に対する心臓リハビリテーションは多面的な効果を発揮し，有効である可能性が期待される．

心臓リハビリテーションとは

　心臓リハビリテーションは，心疾患患者の身体的，心理的，社会的機能を最適化させるだけでなく，基礎に存在する動脈硬化過程の進行を安定化，遅延あるいは退縮させることにより，罹病率，死亡率の低下を目的とした協調的で多面的なインターベンションを意味すると定義されている[3]．心臓リハビリテーションの目的は心血管疾患患者の運動耐容能の向上と予後の改善であるが，心血管疾患の予防も含まれる．心臓リハビリテーションの中心的な役割を担っているのは運動療法であるが，薬剤の管理や栄養指導・管理，禁煙指導，復職支援など，医学的・社会的な管理が重要であり，医師だけでなく，看護師や理学療法士，作業療法士，薬剤師，栄養士，ソーシャルワーカーなど，さまざまな職種により包括的な治療介入をおこなうことが重要である．

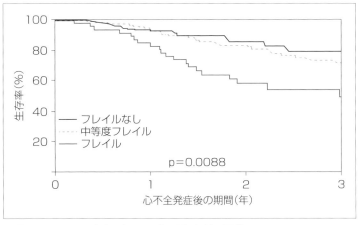

図❶　フレイルの有無別にみた心不全患者の予後

（文献 2 より引用）

▌▌ 心臓リハビリテーションの実際とその管理

　心臓リハビリテーション開始前に運動機能評価をおこない，運動の種類や強度，運動の頻度を決定する必要がある．ある程度身体機能が保たれている症例においては，心肺運動負荷試験をおこない，有酸素運動の指標となる嫌気性代謝閾値（anaerobic threshold：AT）を測定し運動強度を決定するとより安全な運動強度でリハビリを施行できる．なぜなら，有酸素運動下では内分泌代謝系に進行性の変化をきたさず，血圧や脈拍の急激な上昇を認めないからである．それ以外の運動強度の決定方法として，自覚的運動強度であるBorg 指数（表❶）を用いる．Borg 指数は，自覚症状を 6〜20 の数値であらわしたもので，Borg 指数 13 の時の運動強度は AT 時の運動強度と相関するとされ[4]，Borg 指数 11〜13 の運動強度で運動をおこなう．運動療法をおこなっている時にも，Borg 指数を確認しながら過負荷になっていないか確認を

POINT

● 心臓リハビリテーションは，運動療法だけでなく，栄養・運動・服薬などの指導，復職相談など，多方面から包括的な介入をおこなう．

表❶　Borg 指数

Borg 指数	
6	
7	非常に楽
8	
9	かなり楽
10	
11	楽
12	
13	ややきつい
14	
15	きつい
16	
17	かなりきつい
18	
19	非常にきつい
20	

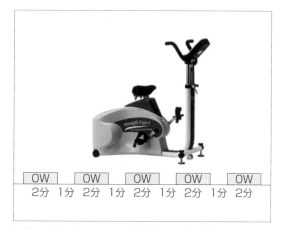

図❷　低負荷インターバルトレーニング

おこなうことで，安全性が向上する．

　フレイルを合併した心血管疾患患者に対する心臓リハビリテーションの効果についての報告はほとんどなく，その方法も確立されていない．そのような患者では，心肺機能よりむしろ筋力の低下や歩行バランスの悪化により運動耐容能が低下していると考えられる．そのため，歩行が可能であれば歩行訓練をおこない，歩行が難しい場合は下肢の筋力増強や立ち上がり訓練を中心におこなう．さらに，個々によって運動耐容能が大きく異なるため，日常生活に必要な動作に対するリハビリテーションが必要である．筋力増強の目的にゴムバンドやEMS（電気筋肉刺激）を用いた筋力トレーニングをおこなうなど，理学療法士や健康運動指導士などを中心としてさまざまな工夫をして運動プログラムを作成する必要がある．われわれは，0ワット負荷で持続的な運動ができず運動耐容能が著明に低下した症例に対し，0ワット2分，休憩1分を1クールとし，何回もくり返していくといった低負荷インターバルトレーニングをおこなうことにより，長時間の運動が可能となった症例を経験している（図❷）．易疲労感が強く思うように運

表❷　多職種連携のポイント

- 顔の見える関係を構築する
- 連携パスを用いて患者情報を共有する
- 定期的に勉強会を開催しお互いのスキルアップを図る
- すべてのメディカルスタッフも交えた交流を図る
- とにかく，敷居の低い関係を構築することが肝要である

動療法ができない症例においても，やり方を工夫することにより効果が得られることがある．また，栄養や服薬の管理も重要であり，栄養士や薬剤師といった多職種による心臓リハビリテーションが必須である．

　急性期から慢性期リハビリテーション，さらに，在宅リハビリテーションへと継続した心臓リハビリテーションへ移行していく必要がある．比較的運動耐容能が保たれている症例においては，個々の有酸素運動レベルを把握し，歩行速度や運動時の至適心拍数を決定しながら自宅周囲の歩行を中心としたリハビリテーションを継続していく．それにより，安全に適切な運動強度で運動をおこなうことが可能となり，心負荷をかけることなくフレイルの予防につながる．すでにフレイルを合併した症例においては，下肢筋力増強や立ち上がり，車椅子移乗といった日常生活をよりよいものにするためのものになるであろう．

連携のポイントやコツ

　超高齢化社会になり，今後ますますフレイル合併心疾患患者は増加していくことが考えられる．それに対応していくためには，急性期病院や慢性期病院，地域の診療所との多職種を含めた病診連携が重要となる．表❷に筆者の考えるポイントについてまとめる．

　フレイルの予防には心臓リハビリテーションは有用であると考えられるが，いったんフレイルを発症してしまうと，十分な負荷でのリハビリテーションができなくなり，離脱するのに時間がかかるだけでなく，期待される効果が得られない可能性もある．心血管疾患を発症したらより早期に継続し

た心臓リハビリテーションをおこなうことにより，フレイルの発症を予防することが重要といえるであろう．

（窪薗 琢郎，大石　充）

■ References ■

1) Lupón J *et al*：Prognostic implication of frailty and depressive symptoms in an outpatient population with heart failure. *Rev Esp Cardiol* **61**：835-842, 2008
2) McNallan SM *et al*：Measuring frailty in heart failure：a community perspective. *Am Heart J* **166**：768-774, 2013
3) Leon AS *et al*：Cardiac rehabilitation and secondary prevention of coronary heart disease：an American Heart Association scientific statement from the Council on Clinical Cardiology（Subcommittee on Exercise, Cardiac Rehabilitation, and Prevention）and the Council on Nutrition, Physical Activity, and Metabolism（Subcommittee on Physical Activity）, in collaboration with the American association of Cardiovascular and Pulmonary Rehabilitation. *Circulation* **111**：369-376, 2005
4) 上嶋健治ほか：運動時の自覚症状の半定量的評価法の検討．日臨生理会誌 **18**：111-115，1988

多	職	種	
の	視	点	**併存症に応じた理学療法の選択**

「心臓リハビリテーション」といえば，エルゴメータやトレッドミルを使用した有酸素運動を主体とした運動療法をイメージするが，整形外科疾患や脳血管疾患などを併存する高齢心疾患患者においては，適用にならないことが多い．その際には，併存疾患にあわせた理学療法の選択と実施が不可欠であり，心拍数や血圧の測定を基本とし，労作時の息切れや呼吸困難感，下肢の浮腫などに留意しながら筋力トレーニングや促通反復療法，基本動作や ADL 練習，歩行練習などを進めていく．さらには在宅を具体的にイメージした生活指導ならびにセルフエクササイズの指導が重要であると思われる．

（理学療法士・中尾周平）

PART 4

4 おもな循環器病薬と服薬指導
—非専門スタッフが指導できる
知識とコツ

　厚生労働省の調査によると，わが国の薬物治療における循環器病薬の占める割合は薬剤量・薬剤数ともに最大である．また，循環器病薬のなかにはただちに生命予後に直結する薬剤も多く，正しい服用方法を遵守することが大切である．ここでは，留意すべき循環器病薬と服薬支援のポイントについて述べる．

▌▌▌ フレイルの危険因子であるポリファーマシー

　ポリファーマシーは多剤併用と訳されるが，現在，わが国の定義では「単に薬剤数が多いことではなく，それに関連して薬物有害事象のリスク増加，服薬過誤，服薬アドヒアランス低下等の問題につながる状態」とされている[1]．一方で多剤の目安として，わが国では6種類以上とされる場合が多く，海外では5種類以上と定義される研究が多い．

　ポリファーマシーはフレイルの独立した危険因子であることが，複数の観察研究の結果から示されている[1]．わが国でも，平均71歳の地域在住高齢者299名を対象に，ポリファーマシーとフレイルの関連が調査されており，6年間の追跡調査中にフレイルになった参加者の割合は，5種類以下の投薬を受けた人で5.1％，6種類以上の投薬を受けた人で22.5％であった．また，6種類以上の薬を服用している人は，5種類以下の薬を服用している人にくらべて，フレイルに5.6倍なりやすかった[2]．

POINT

● ポリファーマシーはフレイルの危険因子であり，とくに循環器病薬への介入が求められる．

101

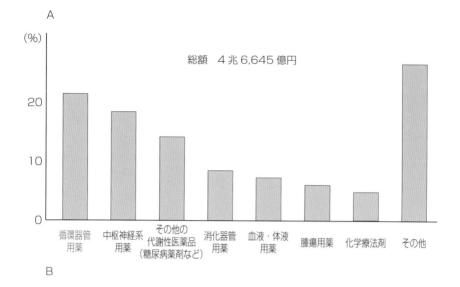

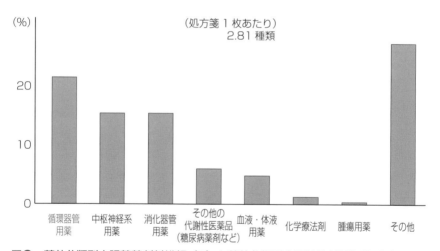

図❶ 薬効分類別内服薬薬剤料総額（A）と薬効分類別内服薬薬剤種類数（B）

（文献 4 より作図）

▌▌▌ ポリファーマシーと循環器病薬

　循環器疾患患者に対してポリファーマシーの是正をおこなうことによっ
て，死亡率が低下することなどが複数報告されている[3]．循環器疾患は高齢

表❶　高齢者で汎用される循環器病薬の基本的な留意点

症候	薬剤
降圧薬	α遮断薬は，起立性低血圧，転倒のリスクがあり，高齢者では可能なかぎり使用を控える． β遮断薬の使用は，心不全，頻脈，労作性狭心症，心筋梗塞後の高齢者高血圧患者に対して考慮する．気管支喘息やCOPD合併症例では$β_1$選択的β遮断薬にかぎるが，その場合でも適応自体を慎重に検討する．カルベジロールは，心不全合併COPD例で使用可（COPDの増悪の報告が少なく心不全への有用性が上回る．気管支喘息では禁忌）． ACE阻害薬は，誤嚥性肺炎をくり返す高齢者には誤嚥予防も含めて有用と考えられる． サイアザイド系利尿薬の使用は，骨折リスクの高い高齢者でほかに優先すべき降圧薬がない場合にとくに考慮する．
抗凝固薬	高齢者では抗凝固薬投与時の出血リスクが高いことに配慮し，リスク・ベネフィットのバランスを評価して投与の可否を判断すべきである．複数の抗血栓薬などの長期（1年以上）併用療法はなるべく避ける．
不整脈治療薬	抗コリン作用を有する薬剤は，口渇，便秘のほかに中枢神経系への有害事象として認知機能低下やせん妄などを引き起こすことがあるので注意が必要である．
ジゴキシン	0.125 mg/日以下に減量する．高齢者では0.125 mg/日以下でもジギタリス中毒のリスクがあるため，血中濃度や心電図によるモニターがむずかしい場合には中止を考慮する．

（文献1より改変引用）

者で罹患率が高く，わが国の薬物治療における循環器病薬の占める割合は薬剤量・薬剤数ともに大きい（図❶A, B）[4]．ポリファーマシーに対する循環器病薬への介入は，高齢者のフレイル対策のみならず，医療経済の面からも重要であるといえる．

POINT

● 多職種間で協働し，患者の服薬アドヒアランスの評価と向上をはかることが重要である．

おもな循環器病薬の留意点

　高齢者で汎用される循環器病薬の基本的な留意点を**表❶**[1)]に示す．循環器病薬にかぎらず，高齢者では臓器の加齢性変化により，半減期の延長や最大血中濃度の増大が起こりやすく過量投与となりやすい．投薬に際しては，このような高齢者の特性を理解し，少量から投与し徐々に増量するなどの慎重な処方が推奨されている．また，高齢者では重複受診が多く，ほかの医療機関で出された薬に気づかない場合もあり，薬の副作用に対して薬で治そうとする処方カスケードという状態となる場合がある．日頃から多職種で些細な体調の変化や生活の変化，重複受診や市販薬の服用などに留意し，新規の症状が出現した場合などには薬物有害事象の可能性について考慮する必要がある．

服薬指導と指導のポイント

　一般に服薬指導とは薬剤師が患者に対しておこなう薬に関する説明のことを指すが，ここでは広く多職種でおこなう服薬支援について述べる．循環器病薬のなかにはただちに生命予後に直結する薬剤も多く，正しい服用方法を遵守することが大切である．一方，多くの研究結果から服薬アドヒアランスに対する医療者の判断は不十分であることが指摘されている[5)]．一般的に医療者は患者のアドヒアランスを過大評価しているケースが多く，とくに患者は医師に対して服薬困難について正しく伝えられていない場合が多い．多職種が協働して患者の服薬アドヒアランスを正しく評価し，正しく服用できていない場合には服薬中止なども考慮しながら，アドヒアランスを高められるように服薬支援をおこなう必要がある（**表❷**）[6)]．

フレイルと個別の薬剤との関連

　フレイルと個別の薬剤についてのいくつかの報告もあり，循環器病薬として注意すべき薬剤としては，抗コリン薬がある．抗コリン薬は単独使用の際にも注意が必要であるが，複数の抗コリン薬の内服は，抗コリン作用の蓄積

表❷　アドヒアランスをよくするための工夫

服薬数を少なく	降圧薬や胃薬など同薬効2〜3剤を力価の強い1剤にまとめる
服薬法の簡便化	1日3回服用から2回あるいは1回への切り替え 週1回，月1回製剤などへの切り替え 食前，食直後，食後30分などの服用方法の混在を避ける
介護者が管理しやすい服用法	出勤前，帰宅後などにまとめる
剤形の工夫	口腔内崩壊錠（OD錠）や貼付薬，注射薬などの選択
一包化調剤の指示	長期保存できない，途中で用量調節できない欠点あり 緩下薬や睡眠薬など症状によって飲み分ける薬剤は別にする
服薬カレンダー，薬ケースの使用，自助具の使用	

(文献6より改変引用)

により高齢者の生命予後や認知機能に悪影響を及ぼすという報告があり，フレイルとなるリスクが高くなる[7]．抗コリン作用を有する薬剤には，抗アレルギー薬やヒスタミン受容体拮抗薬など，さまざまな薬剤に含まれ，また市販されているものも多い．処方薬の全体像を把握すると同時に，薬物有害事象が出現していないかを定期的に評価し，つねに減薬の可能性を考慮するべきである．

(竹屋　泰)

▌ References ▌

1) 厚生労働省：高齢者医薬品適正使用指針（総論編），2019
2) Yuki A *et al*：Polypharmacy is associated with frailty in Japanese community–dwelling older adults. *Geriatr Gerontol Int* **18**：1497–1500, 2018
3) Zhai XB *et al*：Effectiveness of the clinical pharmacist in reducing mortality in hospitalized cardiac patients：a propensity score–matched analysis. *Ther Clin Risk Manag* **12**：241–250, 2016
4) 厚生労働省：調剤医療費（電算処理分）の動向〜平成29年度版〜，平成29年度調剤医療費の動向，2018
5) Gilbert JR *et al*：Predcting compliance a regimen of digoxin therapy in family practice. *Can Med Assoc J* **123**：119–122, 1980
6) 改訂版　健康長寿診療ハンドブック，日本老年学会編，メジカルビュー社，東京，2019
7) Jamsen KM *et al*：Effects of changes in number of medications and drug burden index exposure on transitions between frailty states and death：the Concord Health and Ageing in Men Project Cohort Study. *J Am Geriatr Soc* **64**：89–95, 2016

5　心不全患者の緩和ケア

　近年，高齢化社会の進展や心不全患者の爆発的な増加に伴って心不全に対する緩和ケアへの関心が高まり，国内外の主要学会のガイドラインやステートメントでも推奨されるようになった[1]~[5]．また，2018年度の診療報酬改定で緩和ケア診療加算の対象に末期心不全が新たに追加され，心不全緩和ケアを取りまく状況は新たな局面を迎えている．

▐▐▐ 心不全患者への緩和ケアの考え方

　人生の最終段階で急激に機能低下をきたすがんや，緩やかな機能低下を続ける老衰・認知症などと異なり，心不全は突然死の危険性を伴いながら増悪寛解をくり返し，比較的長期にわたる機能低下と予測困難な死が特徴的な「病の軌跡」をたどる．そのような複雑な経過から，心不全患者は疾患の進行を実感しがたいことも多く，医療者も治療の追加ばかりに目を奪われがちである．その結果，患者の生活の質（QOL）は損なわれ続け，緩和ケアの恩恵を受けることのないまま人生の最終段階を迎えることが少なくない．

　緩和ケアは「患者・家族の quality of life（QOL）の維持・向上」を目的として，「疾患に伴って生じるさまざまな辛さへのアセスメントと対処」や「意思決定支援」などをおこなう多職種アプローチである．現代医療における緩和ケアは，「good death」への過程だけでなく，治療と並行して「good life」の全うを支えるためのケアでもある．心不全においても，疾患早期から治療と共存しながら緩和ケア的アプローチを提供していく包括的モデルが提唱されている（図❶）．

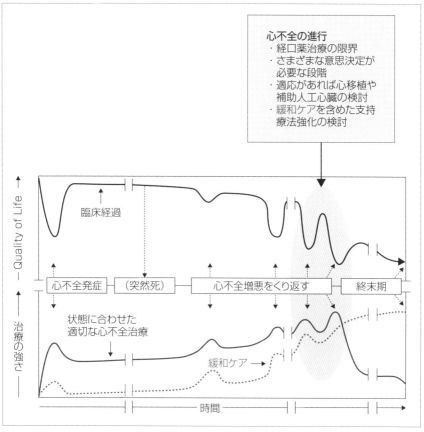

心不全の進行
・経口薬治療の限界
・さまざまな意思決定が
　必要な段階
・適応があれば心移植や
　補助人工心臓の検討
・緩和ケアを含めた支持
　療法強化の検討

臨床経過

心不全発症　（突然死）　心不全増悪をくり返す　終末期

状態に合わせた
適切な心不全治療

緩和ケア →

時間

図❶　心不全治療と緩和ケアの共存

（文献 9 より引用）

▌▌ 緩和ケアの導入と実際

　表❶に心不全の緩和ケアで求められるものを示した．では，疾患早期から
どのように緩和ケア的なアプローチをおこなっていけばよいのであろうか？
その実践にあたって重視すべき点を紹介する．

1. 心不全の疾患イメージの共有を図る

　心不全患者は，がん患者と比較して生命を脅かす疾患に罹患しているとの

表❶　心不全の緩和ケアに求められるもの

疾患早期から継続するもの	患者・家族の病気や治療，予後に対する理解の向上を図る 患者・家族の不安や落ち込みに対応する 呼吸困難や痛みなどの身体症状・精神症状についてスクリーニングをおこない，症状マネジメントをおこなう 治療のゴールについての話し合いを開始し，継続する（ACP）
治療期	治療に伴う苦痛に対しての支持療法 身体症状・精神症状の継続的な評価と症状マネジメント 治療選択に関する意思決定支援(手術，各種デバイス，補助人工心臓・心移植など)
終末期	終末期の治療やゴールについて話し合う 患者が最期まで自分らしい生活ができるように援助する 療養場所の選択について支援する 苦痛の緩和（オピオイドの使用，鎮静など） グリーフケア

認識が乏しい[6]といわれている．疾患に対する理解が乏しければ，将来起こりうることへの備えに思いが至らないのも当然であり，まずは心不全という疾患に関する正しいイメージを患者・家族と医療者間で共有することが重要である．

　2017年10月に日本循環器学会と日本心不全学会は，心不全を国民に分かりやすく啓発するために，「心不全とは，心臓が悪いために，息切れやむくみが起こり，だんだん悪くなり，生命を縮める病気です」[7]という一般向けの定義を発表した．この"だんだん悪くなる"という表現には，心不全が増悪寛解をくり返しながら進行していく"病の軌跡"のイメージが内包されている．病の軌跡を意識することで，患者と医療者は今後予測される経過を共有しながら将来の話をすることが可能になる．

POINT

● 「病の軌跡」の図は心不全の疾患を理解し，イメージできるための有用な視覚的ツールである．

2. 心不全治療と症状緩和の関係を意識する

　適切な心不全治療が，予後改善だけでなく症状緩和になるということは心不全緩和ケアの大きな特徴であり，緩和ケアを考える時に「最善の心不全治療がなされているか？」という視点をもちつづけることが重要である．利尿薬や強心薬を投与することで症状の改善が見込めるのであれば，薬物投与による不利益が利益を上回るまで継続すべきであり，最期の時まで投与されることもある．適切な治療をおこなっているにもかかわらず，強い呼吸困難感や疼痛，身の置き所のない倦怠感などの改善が乏しい場合は，少量のオピオイド（例：リン酸コデイン 10～20 mg/回，塩酸モルヒネ 2.5～5 mg/回）の使用や，日本緩和医療学会の「がん患者の治療抵抗性の苦痛と鎮静に関する基本的な考え方の手引き 2018 年版」[8]などを参考に苦痛が緩和される最小限の鎮静薬の投与（例：ミダゾラムの持続静注）を検討することもある．

3. Advance care planning

　心不全は予測困難な疾患であるからこそ，「最善の経過を期待しながら，万が一の事態にも備える（Hope for the best, Prepare for the worst）」コミュニケーションを心がけることが望ましい．そのために重要な概念が advance care planning（ACP）である[9]．ACP は今後の治療・療養に関する意向や，本人の価値観，意思決定能力が損なわれた時の代理意思決定者などについて，患者と家族ら，医療者とが話し合いを重ねていくプロセスである．ACP では人生と医療・ケアの両者に対する希望や目標を明確化するだけでなく，「なぜその選択をするのか？」という根底にある価値観や，そこに至るまでのプロセスを共有することが重要である．心不全の適切な治療と並行しながら ACP をくり返すことが，患者本人の価値観に合った選択をサポートし，最期の時まで患者の主体性を尊重することにつながる．

▌▌▌ 心不全緩和ケア・多職種連携で知っておきたいポイント

　以下に心不全緩和ケア・多職種連携で知っておきたいポイントについてまとめる．

①オピオイドは少量で呼吸困難の改善効果がある[10]．慎重に用量調整することで，呼吸抑制を引き起こすことなく安全に使用できる．また，オピオイド使用の目的はあくまで症状緩和であり，呼吸困難を完全に取り去ることは難しい．病態改善によって必要なくなれば中止してよい．

②何より尊重すべきは患者本人の意思であることを本人・家族らやチームで共有する．たとえ認知症患者であっても，本人の意思決定能力を評価・支援し，残存能力を最大限生かしてできる限り本人の意向を尊重する．意思決定能力が失われていても推定意思をできる限り探る．

③ACP の実践においては「まず代理意思決定者を決めること」「代理意思決定者と一緒に話し合いを重ねること」が重要である．ACP は時に侵襲的になりうることを認識し，本人の心の準備状態を確認する．終末期の話し合いを「強制」してはならない．面談後の精神心理的フォローも忘れない．「考えは変わるもの」であり，話し合いはくり返すことが必要である．

④DNAR 指示はあくまで「心停止時（≠急変時）に心肺蘇生をしない指示」であり，通常の医療・看護・ケアを止めることは意味しない[11]．人生の最終段階の医療選択に関しては，別個に話し合うべきである．

⑤一人で抱え込まない．チームで判断する．院内に緩和ケアチームがあれば積極的に活用する．情報と目標をカンファレンスや情報共有ツールを活用

多職種の視点　多忙な外来看護業務のなかで患者の思いに寄り添う

多忙な外来業務のなか，ゆっくり心不全患者の話を聴く時間や場所をつくるのは難しいかもしれない．循環器外来看護師である筆者が実践しているちょっとした工夫を紹介する．

①外来処置中（注射や検査）こそ思いを聴くチャンス！

②こちらが必要な情報を聞いたり，指導したりするだけに終始せず，患者が「何を話したいか」「何をしてほしいか」を気にかけることが重要．

③患者が「話をしてよかった」と思える（利得がある）ように心がけることが大切．その積み重ねが信頼関係につながる．

④看護師が意思決定を支援することは，患者のエンパワーメント向上につながる．

⑤辛さ，悩み，今後の不安など，外来診察だけでは把握できない患者の思いを外来主治医に伝える．看護師に話を聴いてもらってよかったという思いが芽生えれば，そこから連携が生まれる．

（看護師・中島菜穂子）

してしっかりと共有する．チーム内での認識のバラつきは現場の混乱を招く．医師は前に出過ぎないようにする．看護師を多職種チームの中心に据えることでスタッフが意見を出しやすい環境が生まれる．当院では多職種カンファレンスの司会を医師から看護師に変えたことで，議論が劇的に活性化するようになった．

（柴田 龍宏，福本 義弘）

▌ Referencs ▌

1）Heidenreich PA *et al*：2022 AHA/ACC/HFSA Guideline for the Management of Heart Failure：A Report of the American College of Cardiology/American Heart Association Joint Committee on Clinical Practice Guidelines. *Circulation* **145**：e895-e1032, 2022

2）McDonagh TA *et al*：2021 ESC Guidelines for the diagnosis and treatment of acute and chronic heart failure. *Eur Heart J* **42**：3599-3726, 2021

3）Feldman D *et al*：The 2013 International Society for Heart and Lung Transplantation Guidelines for mechanical circulatory support：executive summary. *J Heart Lung Transplant* **32**：157-187, 2013

4）日本心不全学会ガイドライン委員会：高齢心不全患者の治療に関するステートメント，2016 http://www.asas.or.jp/jhfs/pdf/Statement_HeartFailurel.pdf

5）日本循環器学会／日本心不全学会合同ガイドライン．急性・慢性心不全診療ガイドライン（2017年改訂版）
http://www.asas.or.jp/jhfs/pdf/topics20180323.pdf

6）Allen LA *et al*：Discordance between patient-predicted and model-predicted life expectancy among ambulatory patients with heart failure. *JAMA* **299**：2533-2542, 2008

7）日本循環器学会ほか：『心不全の定義』について
http://www.j-circ.or.jp/five_year/teigi_qa.pdf

8）日本緩和医療学会ガイドライン統括委員会：がん患者の治療抵抗性の苦痛と鎮静に関する基本的な考え方の手引き 2018年版，金原出版，東京，2018

9）Allen LA *et al*：Decision making in advanced heart failure：a scientific statement from the American Heart Association. *Circulation* **125**：1928-1952, 2012

10）Johnson MJ *et al*：Morphine for the relief of breathlessness in patients with chronic heart failure—a pilot study. *Eur J Heart Fail* **4**：753-756, 2002

11）西村匡司ほか：Do Not Attempt Resuscitation（DNAR）指示のあり方についての勧告．日集中医誌 **24**：208-209，2017

心リハを応用した「サルコペニア・フレイル外来」

　超高齢社会を迎えたわが国では，今後，機能障害をもつ高齢多疾患患者の増加とともに医療介護の負担が増大するため，疾病の管理とともに生活機能障害を予防することが重要である．生活機能障害の原因になるフレイル（加齢に伴う身体全体の臓器機能や予備能力が低下して，外的ストレスによって身体機能障害，要介護状態，死亡などの転帰に陥りやすい状態）は，適切な介入により健康な状態に戻せるという可逆的な病態とされている．フレイルは独居などの社会的問題，認知症などの精神・心理的問題およびサルコペニアなどの身体的問題を包括している．その結果，生活・活動範囲の狭小化に拍車がかかりフレイルの悪循環に陥る．これらの悪循環を断ち切るためには，適度な運動，バランスのとれた栄養，社会とのつながりをもつことが重要で，フレイルの予防・治療には，心臓リハビリテーション（心リハ）医療の応用が可能であると考えられる[1]．

　高齢化率が37.6％と，全国地方都市のなかでも高齢化が著しく進行した都市で，2015年4月よりサルコペニア・フレイル予防チームを立ち上げ，現在まで200名程の外来患者が受診し，経過観察をおこなっている．

　サルコペニアの有無は Asian Working Group for Sarcopenia の基準を用いて診断，フレイルスコアは Yamada らの簡易フレイル・インデックスを用い，さらに簡易総合機能は介護用基本チェックリストを用いて評価をおこなっている．現在まで，サルコペニアは外来患者の20％に認められ，平均年齢83.6±7歳であった．年齢別サルコペニアの頻度は，65〜74歳では4％，75〜84歳では24％，85歳以上では53％と後期高齢者から有意に増加していた．四肢筋肉量は，65〜74歳では17.8±4kg，75〜84歳では15.2±4kg，85歳以上では12.8±4kg であり，加齢に伴い有意に低下していた．

　客観的栄養評価（CONUT）では，サルコペニア患者は CONUT 値

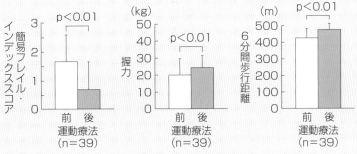

図❶　筋力トレーニングおよび有酸素運動の効果

が有意に高く，軽度栄養障害を認めている．栄養摂取状況の確認は3日間の献立成分の分析をおこない，食事療法の指導をおこなっている．運動教室のプログラムはレジスタンストレーニングを用いた筋力トレーニングおよび全身持久力向上のため有酸素運動（歩行訓練）を週に1回おこない，その結果3ヵ月後の簡易フレイル・インデックススコア，握力，6分間歩行距離は有意に改善した（図❶）．

　以上より，サルコペニア・フレイル予防・治療に対する心リハ医療の有用性が考えられた．

（上瀧 健二，池田 久雄）

▍ References ▍

1）Harada H *et al*：Effectiveness of cardiac rehabilitation for prevention and treatment of sarcopenia in patients with cardiovascular disease-retrospective cross-sectional analysis. *J Nutr Health Aging* **21**：449-456, 2017

PART 5

地域で支える
取り組み・連携

1 地域包括ケアにおける医療スタッフの役割と連携

　地域包括ケアシステムは高齢者が要介護状態になっても，住み慣れた地域で自分らしい生活を最期まで送れるように，地域内でサポートし合うシステムのことである．そのシステムとしては①医療と看護，②介護とリハビリテーション，③予防と保健，④生活支援，福祉サービス，⑤住まいと住まい方の5つの構成要素からなっている．ここでは，この地域包括ケアにおける医療スタッフの役割と連携について，当院での心不全診療の地域連携の取り組みを含め述べる．

▌▌▌ 地域包括ケアと循環器疾患

　地域包括ケアを進めるうえで，医療と看護とを残りの上述の4つの要素とスムーズにつなげていくことが重要である．医療の対象となる疾患はさまざまなものがあるが，そのなかでも重要な疾患として，認知症があり，認知症支援センターなどの形で取り組まれている．認知症以外の疾患として，循環器疾患の意義も大きい．多くの循環器疾患が高齢化に伴い増加し，とくに心不全は日常生活の制限を伴い，生活の質を低下させる場合が少なくない．心不全の診療は超急性期，急性期，回復期とさまざまな医療施設がかかわる必要があり，また，退院後に再入院をきたす頻度も高く，その予防のためには，さまざまな医療施設との連携が必須である．さらに，心不全は一つの病態であり，その原因疾患として，虚血性心疾患，弁膜症，心房細動などがあり，高齢とともにそれらの関与が大きくなる．心不全を含め，循環器疾患の管理を地域のさまざまな職種の方々とともに，地域全体で，質の高い管理を長期にわたりおこなっていくことが重要となるが，そのためには，心不全の病態，症状，再入院予防のための日常生活の注意点などの情報を共有しておくことが重要である．実際には地域包括ケアにかかわる人材として，医療その

ものとのかかわりが大きくない方々も含まれており，このような点も配慮した対応が必要となってくる．

当科における循環器疾患地域連携

当科は 1982 年より，循環器疾患全般を対象に地域の医院や診療所の医師との連携の会をおこなっていたが，心不全患者の増加を契機に 2008 年に心不全に特化した心不全地域連携の会を立ち上げた（図❶）．心不全の診療では医師のみならず，多職種での取り組みが必須であるために，多施設の看護師，薬剤師，栄養士，理学療法士，臨床心理士，地域連携室のスタッフなどがメンバーに加わっている．定期的な取り組みとして，再入院をくり返す症例などの多職種での症例検討や各職種からのショートレクチャー，さらには毎月の心不全入院，心筋梗塞入院患者，転院症例のレビューなどをおこなっている．症例検討では各職種からコメントをしてもらうなど，多職種のス

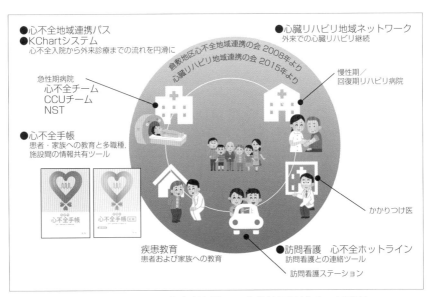

図❶　地域全体で心不全患者を診る〜倉敷地区地域チーム医療〜

（文献 1 より引用）

タッフがより能動的に参加できる場にしている．また，地域連携パスの作成，地域の心不全手帳や心不全の教育研修のデジタル資材の作成など，医師を中心にさまざまな職種で取り組んでいる．実際に心不全手帳は当院ホームページ[1]からダウンロード可能であり，心不全に対する教育ビデオもホームページからアクセス可能として，入院患者の家族の方にも視聴していただく仕組みにしている．

　心臓リハビリテーションに関しては，2015年より，心臓リハビリテーションを施行している施設の心臓リハビリテーション指導士が，3ヵ月に1回，連携の会を開催している．

▌▌▌ 地域包括ケアにおける心臓リハビリテーションの役割

　心不全，急性心筋梗塞などの循環器疾患では，その病態として，超急性期，急性期，回復期ならびに維持期において，それぞれの時期に応じた心臓リハビリテーションを適切におこなう必要がある．入院中の心臓リハビリテーションは同施設での取り組みであるために，スムーズにおこなうことができるが，回復期や維持期における心臓リハビリテーションでは入院施設での外来心臓リハビリテーションに移行できる場合もあるが，転院や退院に伴い，医療施設が異なる場合がある．そのような場合に，心臓リハビリテーションをスムーズに移行できる仕組みが重要となってくる．当院においても，原則，心臓リハビリテーションは入院中にのみおこない，外来ではおこなっていない．そのために外来の心臓リハビリテーションは連携している施設に依頼している．退院後の診療はかかりつけ医に依頼しており，外来での心臓リハビリテーション施設では外来診療をおこなっていない．このような取り組みをスムーズにおこなうためには，入院時の患者情報や心臓リハビリテーションの情報を外来心臓リハビリテーションをおこなっている施設に的確につなげる仕組みと，かかりつけ医との外来心臓リハビリテーション施設との連携も重要であり，そのために，心不全地域連携の会や心臓リハビリテーションの会の役割が重要となっている．

　なお，心機能が高度に低下して，当院の外来での診療をおこなっているよう

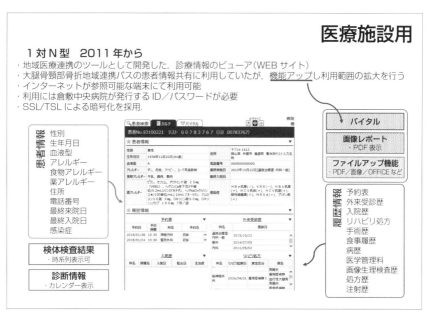

図❷ KChart オンラインシステム

（文献 1 より引用）

な場合のみ，当院の外来心臓リハビリテーションを継続するようにしている．

医療情報の共有化の新たな取り組み

　適切な医療を効率的におこなうためには，医療情報を同施設内でも他施設間でも共有することが重要である．他施設間の医療情報に関しては，従来は紹介状や添付の CD などでの情報のみであったが，現在，医療情報を共有するさまざまなシステムがそれぞれの地域で開発，利用されている．岡山県では，晴れやかネットというシステムが開発利用されている．当院では独自のシステムとして，KChart システムを運用している．KChart システムにはKChart オンラインシステムと KChart オフラインシステムの2つのシステムがある．KChart オンラインシステムを用いることで連携医療機関において，当院の検査結果，処方状況，医療画像，当院入院歴，受診情報などの患者情報を簡便に閲覧可能である（図❷）．KChart オフラインシステムでは，患者

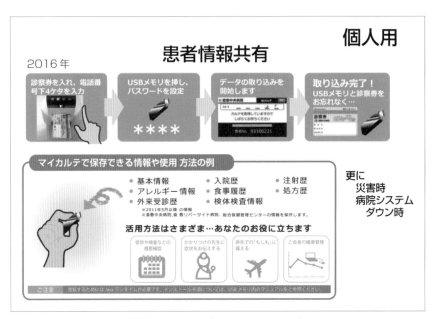

図❸ KChart オフラインシステム

（文献 1 より引用）

個人が自身の各種検査データ，処方情報，診療情報などの医療情報を USB メモリーを用いることで，取集，保存することが可能となっている（図❸）．それぞれの地域での特殊性はあるものの，医療情報を IT を用いて共有する仕組みは地域連携において，今後展開していくべき領域と思われる．

▎▎▎地域連携データの収集と活用

当院では心不全の入院患者のデータベースを構築，その患者背景とともに，治療，予後についての検討をおこなってきた．また，現在，当院から心不全で転院された方に関しては，転院後の予後，さらにその後の転機も共有できるシステムを構築している．今後，さまざまな医療，介護の新たな取り組みをおこなっていくうえで，その結果がどのような効果をもたらしているかを検証していくことが，よりよい結果につなげるためには必須である．心不全診療については，単に入院の予後だけではなく，地域との積極的な連携

が再入院の減少や予後改善につながっていることをデータをもとに検証する姿勢も重要と思われる.

（門田 一繁）

POINT

● IT 技術を用いて医療情報を共有する仕組みは，地域連携において今後重要である.

▌ References ▌

1）倉敷中央病院心臓病センター循環器内科ホームページ
（https://www.kchnet.or.jp/hdc/cardiovascular/disease/HF.html）

2 循環器疾患の在宅医療

　心不全はさまざまな循環器疾患の終末像であり，病状が多種多様に変化しながら徐々に進行する．その過程において入退院をくり返し，身体的フレイルに加えて，社会的，精神・心理的な側面でのフレイルも進行するため，すでに確立された心不全治療だけでは生活の質を維持することが困難となる．そのため，個々の生活環境をみながら治療からケアまでおこなう在宅医療が，これからの新しい形の心不全治療となりうる．心不全の在宅医療継続には，生活歴，家族・介護者，経済的問題，意思決定支援など個別性に沿った支援が重要であり，地域の多職種チームと病院の連携体制構築が必要となる．

▌▌▌ 心不全在宅医療の役割

　心不全の在宅医療の役割は，①長期入院から早い段階での在宅管理，②再入院の予防やケア，③急性増悪時の治療，そして，④在宅での看取り，と考える（図❶）．これらを多職種でのチームアプローチで実践することにより，患者・家族の生活の質（QOL）を維持し，心不全患者の可能な限りの在宅での生活が可能となる．

　高齢者心不全は長期入院から在宅へ戻ることにより，気持ちと身体機能のギャップを認め，結果的に過労となる例や，食生活における塩分摂取過多などにより，早い段階で容易に心不全の増悪をきたす症例が少なくない．このため，退院後2週間は厳格な管理が必要である．また，在宅医療には多施設・多職種の医療・介護関係者がかかわるため，心不全の病状を共有できる簡易な指標が必要となる．たとえば，①心不全増悪時の初発症状，②至適体重の設定，③血清B型ナトリウム利尿ペプチド（BNP）値などの共有は有用である．

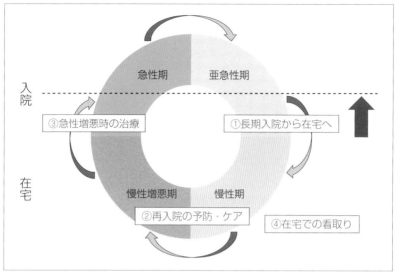

図❶　心不全在宅医療の役割

▌▌▌ 病診連携と診診連携

　生活の場で増悪し，入退院をくり返す心不全患者にとって，病院と地域の
シームレスな医療連携は重要となる．心不全をもつ患者を診るには，循環器
専門医療体制のある急性期病院から，回復期病院，そして地域医療機関まで
の縦の連携（病診連携）が必要であり，また，地域内では慢性期病院，プラ
イマリーケアをおこなう地域診療所，循環器専門クリニックでのグループ診
療を意識した横の連携（診診連携）をおこないながら，縦と横の医療連携の
必要性，そして専門病院と地域診療所との2人主治医制が推奨される（図❷）．

　特に総合病院から地域での在宅医療への切り替えは，患者・家族に総合病
院や主治医からの見放され感や不安感をもたらすこともある．このような不
安感を軽減するためにも，まずは入院から在宅に移行する際に，入院中の主
治医や看護師が「退院調整カンファレンス」を開催し，退院後の在宅医療を
担当する医師や訪問看護師，ケアマネージャーなどが同席したうえで，病状
や治療内容の確認をおこなうとともに，在宅療養上の注意点や急変時の病院

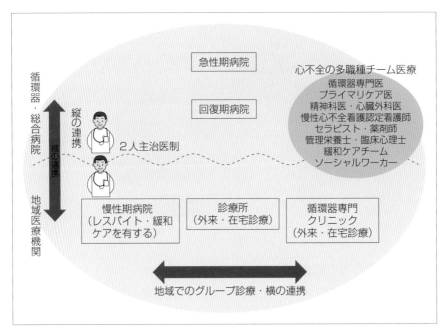

図❷　心不全の医療体制

への受け入れ状況などをきちんと話し合っておくことが望ましい．また，在宅移行期の医療形態として，訪問診療と総合病院への外来診療の連携を保ちながら，少しずつ在宅医療へ移行する方法をとるケースもあるが，その際にはそれぞれの施設での役割（検査や投薬について）を明確にしておく必要がある．

多職種
の視点　　LIFE の視点から在宅医療をサポート

非がんである循環器疾患は，慢性疾患であることからも予後予測が困難であり，また死のイメージがつきづらいことや，緩和ケアの概念が浸透していないことなどから，意思決定が困難であることが多い．特に在宅医療の場では，どのような医療・介護サービスを受けるかの選択と決定において，その指針となるのが患者・家族の人生観，生活観，生命観および死生観によるところが大きい．そのため，多施設多職種がチームで協働しながら，人生，生活，生命といった LIFE の視点から患者・家族の意思決定を支援することが求められる．（医療ソーシャルワーカー・齋藤慶子）

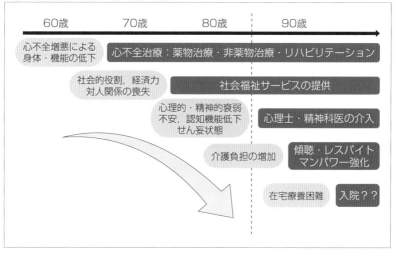

図❸　高齢者心不全の在宅療養の典型的な経過
当院在宅ケア患者の平均年齢 83 歳

▌▌▌ 高齢者心不全とフレイル

　高齢の心不全患者は，身体，心理，社会的問題が悪循環として生活の場で増悪する．このような複雑な状況のもとでは，各専門家によって多面的なアセスメント，介入をおこなう包括的ケアが重要となる．図❸に高齢者心不全の在宅療養の典型的な経過を示す．心不全による身体，運動機能の低下（身体的フレイル）にはじまり，年月を経過すると，社会的，経済的，対人関係の喪失（社会的フレイル）などから，適切な社会福祉サービスの提供が必要となる．また，病期の進行とともに精神的・心理的な衰弱，うつや不安，認知機能の低下を認め（精神・心理的フレイル），近親者の介護負担が増加する．
　介護負担感の代表的な尺度には「ザリット介護負担尺度」[1]がある．介護負

POINT
● フレイルは糖尿病で特に起こりやすい老年症候群の一つである．一方，フレイルがある高齢者は耐糖能異常をきたしやすく，糖尿病の発症リスクが高くなる可能性が示唆されている．

担軽減のため，①介護者自身の問題を解決すること（介護者が自身の身体や生活などの問題への介入），②症状緩和（特に夜間の患者の症状の訴えを少なくする），③傾聴（介護の愚痴や大変さを吐き出すなどストレス解消），④予後の宣告（先行きが不透明なことが精神的負担の一因となる），⑤マンパワーの強化，⑥レスパイトの整備をおこなう．在宅医療では，患者家族をチームの一員とした医療介入が必要であり，在宅療養の継続のためには，患者だけでなく介護者を診ることも必要である．

▎▎心不全チーム医療の課題

心不全在宅医療の現場では，患者の病状が不安定であり，管理が長期に及ぶ可能性がある．このため，在宅診療の継続には病期や治療ケアの方針など，多施設・多職種との連携，その情報の共有が重要となるが，課題として，多職種間での疾患に対する知識の差が，患者のとらえ方に相違を生じさせることがあげられる．実際，当院でかかわっているケアマネージャーへの調査から，心不全をもつ患者を日々，不安を抱えながら支援していることが分かった．おもな不安要素は，①心不全の予後予測の難しさ，②介護職員の状態悪化，急変時の発見，対応への遅れ，③現状の社会資源での看取りに向けた医療・介護体制の不十分さであった．これらからも，病期，治療やケア方針などのコミュニケーション，情報共有が大切であり，生活の場での医療ケアにおいては，医療職が生活をサポートする介護職側に立ち，患者・家族にとって何が最善かを協働することが重要である（**図❹**）．

筆者らの施設では，コミュニケーションや情報共有ツールとして，①多職種での症例カンファレンスや地域での勉強会を定期的に開催，②在宅医療の現場で診療レポートを作成し，患者宅に保管してある在宅診療専用ファイルへ保管，③医療介護現場の情報共有・連携に対応できる完全非公開型の医療介

POINT
● 高齢者糖尿病における血糖コントロール目標設定のためのカテゴリーⅡの段階から服薬アドヒアランス低下に注意する．

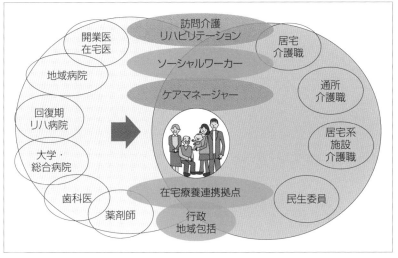

図❹　医療職が介護職に寄り添いながら在宅療養をサポート

護専用 SNS（MedicalCare STATION）を院内や院外の情報共有に使用している.

　これまで循環器疾患は総合病院を中心にみられてきた．高齢，難治性心不全患者が増加するこれからの時代において，急性期病院の役割が明確化されているなか，入院日数の短縮が余儀なくされ，長期入院から在宅へ早い段階での医療の移行が必要となっている．このため，退院後の受け皿となる在宅医療の整備が急務であり，総合病院での医療の質を在宅でも可能な限り維持することが求められている．最新の医療を受けている患者が地域で安心して暮らすために，その支援者が抱える不安の解消も地域の大きな課題と考える．

（田中 宏和）

█ References █

1）Zarit 介護負担尺度　日本語版
　http://www.chiba.med.or.jp/personnel/nursing/download/text2012_3.pdf

3 各療養の場における患者サポート

▌▌▌ 高齢者循環器疾患患者の入院・退院における患者支援

　2016 年に当センターに入院した心不全患者の平均年齢は 84.1 歳，東京都 CCU ネットワークデータベースによると，2019 年に加盟施設の CCU に入院した急性心不全患者の平均年齢は 76.9 歳であった．循環器疾患患者の多くが高齢ということもあり，循環器疾患患者ではフレイルの割合が多い．とくに心不全や心房細動の患者にフレイルが多く，メタ解析によると，フレイルがあると循環器疾患の発症率が約 1.6 倍になり，循環器疾患があるとフレイルの発症率が約 1.5 倍になるという[1]．また循環器疾患患者がフレイルであると死亡率は 1.6〜4 倍に上昇する．心不全患者の約 45% がさまざまな指標からみてフレイルであるが[2]，これは心不全患者のフレイルが心拍出量低下に関係するためと考えられる．心不全における運動耐容能は最大酸素摂取量（max VO$_2$）と筋肉量とに規定されるが[3]，最大酸素摂取量は年齢や骨格筋量以外に心機能や肺機能により規定される．心不全患者においては骨格筋量と心機能が関係することが示されているが[4]，われわれの検討[5]では一般の高齢者でも骨格筋量指数（skeletal muscle mass index：SMI）と一回心拍出量（max VO$_2$/心拍数）は関係していた．このように，循環器疾患がフレイルと関係するのは，骨格筋，心臓，肺の機能低下による，（年齢相応でない）最大酸素摂取量の低下のためであると考えられる．

　心不全入院後の再入院率はこの 10 年ぐらいほとんど改善していない[6]．また，WET−HF 試験によると，80 歳以上の高齢者の駆出率が低下した心不全（HFrEF）の再入院はガイドラインにもとづいた治療をおこなっても減少しなかった[7]．過去の入院と急性心不全患者（平均 76 歳）の予後との関係を調べた検討によると，一度入院するだけでは生命予後は悪化しないが，一度入院するだけで再入院が増加した[8]．さらに，85 歳未満の高齢者心不全患者の入

院前後で歩行能力の低下はあまりめだたなかったが，85歳以上の患者で歩行能力は入院により著明に低下し，退院後に室内外を自立歩行できるものは約55％にすぎなかった[9]．入院による日常生活動作（ADL）の低下が，再入院の原因の一つであると考えられる．

したがって，高齢者循環器疾患患者におけるリハビリテーションは，これまでの青壮年心筋梗塞患者の社会復帰支援などと異なり，もともとフレイルを有する高齢循環器疾患患者，たとえば高齢心不全患者のフレイルやサルコペニアを防止し，ADLレベルを維持することで心不全再入院を防いだり，心不全死を減少させたりすることが目的となる．そのためには，心不全入院中からレジスタンス運動，有酸素運動などを用いて筋力増加，体力維持をめざし，歩行訓練をおこなうことが重要である．そして退院後のデイサービスや訪問リハビリにつなぐ．また，筋肉量を維持するためにタンパク質やカロリー摂取を多めにし，分岐鎖アミノ酸（branched chain amino acid：BCAA），カルシウム，ビタミンDを含む十分な栄養摂取をおこなうことを指導する．食欲が過度に低下しない程度の減塩の指導を本人，家族におこなうことも必要である．服薬指導を，まず入院中におこない，外来でもくり返しおこなう．

心不全と認知症の関係が注目されているが，心不全患者では一般の高齢者よりも早期に認知機能が低下するリスクがあるため，認知機能が低下する前に意思決定支援をおこなうことが大切である．一般的には入院中におこなう退院前カンファレンスが重要である．病棟担当チームが患者，家族，介護者の前で患者の病状と取りまく環境について話し合う．患者に心不全という病気とその後の経過について理解してもらい，ケアの目標や価値観に関する話，advance care planning（ACP）をおこなう．退院前カンファレンスに在宅医療チームが参加することで，スムーズな入院と在宅の連携が期待できる．さらに，可能であれば，QOLの最適化や症状緩和を目的とした心不全患者の（基本的）緩和ケアを，早い段階から心不全の治療・ケアと並行しておこなう（図❶）[10]．

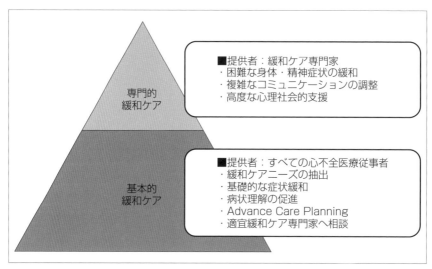

図❶　心不全緩和ケア

（文献10より引用）

高齢者循環器疾患患者の外来通院での患者支援

　東京都はほかの都道府県と比較して，一人暮らしの高齢者の割合が多い．また，当センターに入院した86歳以上の高齢者心不全患者の55.5％が認知症であった（図❷）．一般の高齢者でも，運動介入により最大酸素摂取量が改善した高齢者では認知機能（MoCA-J）が改善し，これらパラメータの間には独立した有意な関係がみられた[11]．しかしながら，心不全で認知症が多い理由はまだ明らかではない．

　セルフケアができる範囲の認知機能であれば，心不全手帳が役に立つ．外

POINT

● 高齢者循環器疾患患者におけるリハビリテーションでは，服薬指導や栄養指導のほか，入院中からレジスタンス運動，有酸素運動などをおこない，フレイル・サルコペニアなどを防止することが重要である．
● 心不全高齢者患者の認知機能低下に備え，退院前カンファレンスや緩和ケアをおこなうことが求められる．

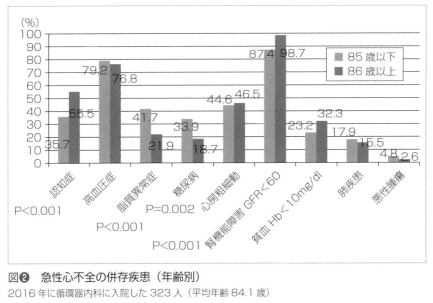

図❷　急性心不全の併存疾患（年齢別）
2016 年に循環器内科に入院した 323 人（平均年齢 84.1 歳）

来にて，うっ血または心拍出量低下の症状を時系列で把握することができる．しかし，高齢心不全患者の認知機能は低下していることが多いため，家族に体重の増減，塩分や水分摂取量，身体活動量の低下などを他覚的にチェックしてもらうことが必要になることが多い．また，外来における服薬指導が入院の防止に役立つのはいうまでもない．心不全患者ではポリファーマシーがしばしばみられるが，薬剤の整理や一包化，一日一回などの飲み方の工夫によって服薬アドヒアランスを上げることで入院を防ぐことができる．ポリファーマシーは転倒などの有害事象だけでなく，慢性腎臓病（CKD）を起こしやすいため，CKD を合併した患者において薬剤の整理はとくに重要である．認知機能低下例に対しては，飲み方の工夫に加えて服薬カレンダーを使用し，それでも自分で服薬管理ができない場合には，家族やヘルパーさんに服薬管理をお願いする（表❶）．介護保険によりデイサービスや，訪問リハビリテーションを利用することで ADL レベルを維持することも大切である．さらに，インフルエンザなどの感染により心筋梗塞や心不全が増加することが知られているため，適切な時期にワクチン接種をおこなうことも重要である．

表❶　高齢者循環器疾患における患者支援の TIPS

| 身寄りのない高齢者　認知症（−） | → | 介護保険・福祉サービス |
| 身寄りのない高齢者　認知症（＋） | → | 地域包括医療センター・
在宅治療・倫理カンファレンス |

栄養摂取不良　嚥下障害（−）	→	宅配食の利用
栄養摂取不良　嚥下障害（−）食思不振（＋）	→	六君子湯/補中益気湯/人参養栄湯など
栄養摂取不良　嚥下障害（＋）	→	嚥下訓練/胃瘻/IVH
アドヒアランス不良　通院可能	→	薬剤の整理や一包化 家族/ヘルパーによる服薬管理

| アドヒアランス不良　通院困難（ADL 低下） | → | 在宅診療/在宅リハビリ |

▌▌▌ 循環器疾患患者の施設入所（老健施設）における患者支援

　老健施設では一部の施設を除いて食事の塩分量などの十分な管理はむずか
しい．しかし，栄養管理以外に服薬管理や体重測定をおこなうことは重要で
ある．また施設によってはリハビリもできるので，リハビリによって活動量
を維持することも必要である．心不全では利尿薬やナトリウム利尿を促進す
る薬を使用することが多いため，下痢や発熱，夏場の脱水時などのシックデ
イ時にどの薬を中止するかを，あらかじめ決めておくことも重要である．心
房細動ではより高齢になるほど血栓症のリスクが上昇し，ひいてはフレイル
の原因になる[12]という可能性があるため，抗血栓治療はできるかぎり継続す
ることが望ましい．近年，80 歳以上の低体重患者で出血のリスクが高い場合
に低用量の直接経口抗凝固薬（direct oral anticoagulant：DOAC）の使用も選
択できるようになった[13]．

（原田 和昌）

POINT

● 老健施設においては，服薬管理や体重測定，リハビリによる活動量の維持など
　の実施が求められる．

References

1) Afilalo J *et al* : Role of frailty in patients with cardiovascular disease. *Am J Cardiol* **103** : 1616-1621, 2009
2) Denfeld QE *et al* : The prevalence of frailty in heart failure : a systematic review and meta-analysis. *Int J Cardiol* **236** : 283-289, 2017
3) Tucker WJ *et al* : Impaired exercise tolerance in heart failure : role of skeletal muscle morphology and function. *Current Heart Failure Reports* **15** : 323-331, 2018
4) Fülster S *et al* : Muscle wasting in patients with chronic heart failure : results from the studies investigating co-morbidities aggravating heart failure （SICA-HF）. *Eur Heart J* **34** : 512-519, 2013
5) Sugie M *et al* : Relationship between skeletal muscle mass and cardiac function during exercise in community-dwelling older adults. *ESC Heart Fail* **4** : 409-416, 2017
6) Shiraishi Y *et al* : 9-Year Trend in the Management of Acute Heart Failure in Japan : A Report From the National Consortium of Acute Heart Failure Registries. *J Am Heart Assoc* **7** : e008687, 2018
7) Akita K *et al* : Current use of guideline-based medical therapy in elderly patients admitted with acute heart failure with reduced ejection fraction and its impact on event-free survival. *Int J Cardiol* **235** : 162-168, 2017
8) Akita K *et al* : Prognostic impact of previous hospitalization in acute heart failure patients. *Circ J* **83** : 1261-1268, 2019
9) Takabayashi K *et al* : Clinical characteristics and social frailty of super-elderly patients with heart failure – the kitakawachi clinical background and outcome of heart failure registry. *Circ J* **81** : 69-76, 2017
10) 柴田龍宏：心不全緩和ケアチームの作り方. 心臓 **51**：133-138, 2019
11) Nara M *et al* : Japanese version of the Montreal cognitive assessment cut-off score to clarify improvement of mild cognitive impairment after exercise training in community-dwelling older adults. *Geriatr Gerontol Int* **18** : 833-838, 2018
12) Annoni G *et al* : Real-world characteristics of hospitalized frail elderly patients with atrial fibrillation : can we improve the current prescription of anticoagulants? *J Geriatr Cardiol* **13** : 226-232, 2016
13) Okumura K *et al* : Low-dose edoxaban in very elderly patients with atrial fibrillation. *N Engl J Med* **383** : 1735-1745

フレイルを伴う高齢者の血圧はどうするべきか？

「下げるべき」の立場より

　これまでに報告された多くの疫学調査や観察研究で，血圧が低い症例で死亡率が高くなる，いわゆる J カーブ現象が報告されている．フレイルの症例でも同様の報告があり[1]，超高齢者やフレイルの症例の降圧治療に対する懸念のもととなっている．しかし，血圧が低い集団で死亡率が高いことと，血圧が高い患者を治療によって降圧すべきであるかどうかは異なる議論である．

　HYVET 試験[2]では 80 歳以上の超高齢者における高血圧で，インダパミドによる治療とプラセボの治療効果を比較し，治療群のほうが非致死性および致死性脳卒中ならびに総死亡の発生が少なかった．また，治療群における心不全の発症抑制が顕著であった．本試験は超高齢者に対する降圧治療の是非に関する議論に一定の結論を出す一方で，著者らはこの結果のフレイル症例への一般化可能性については留保した．

　超高齢者の降圧治療の有効性を検証した無作為化比較試験が複数報告されているが，対象患者のフレイルの状態ごとの治療効果に言及したものは SPRINT 試験しかない．SPRINT 試験の 75 歳以上の症例 2,636 例を対象としたサブ解析[3]では，140 mmHg 未満を目標とした標準治療群よりも 120 mmHg 未満を目標とした強化治療群のほうが，主要心血管エンドポイントおよび総死亡が統計学的有意に少なく，また，フレイルの状態によらず強化治療群の成績がよかった．

　最近 Delgado ら[4]が，英国で，60 歳以上で死亡した 46,634 人（平均

死亡年齢82.4歳)のデータをもとに死亡前の血圧の推移を報告した．血圧は死亡の前14〜18年がピークであり，死が近づくにつれて徐々に低下し，死の直前の2年間で急速に低下していた．過去に報告されたJカーブ現象は，死亡前の自然経過としての血圧低下を観察していた可能性がある．

　フレイルを有する症例でも高血圧を治療するベネフィットは示されつつある．起立性低血圧や血圧の動揺性，立ちくらみ，倦怠感，眠気，認知機能の低下といった低血圧に関連する症状・所見がある場合は，治療適応や目標降圧レベルを個別に検討する必要があり，ポリファーマシーに対する配慮もやはり必要であるが，高血圧治療によって利益を得られるフレイルの症例は確実に存在することから，治療の機会を逸しないようにしたい．

（又吉 哲太郎）

■ References ■

1) Benetos A *et al*：Treatment with multiple blood pressure medications, achieved blood pressure, and mortality in older nursing home residents：The PARTAGE Study. *JAMA Intern Med* **175**：989–995, 2015
2) Beckett NS *et al*：Treatment of hypertension in patients 80 years of age or older. *N Engl J Med* **358**：1887–1898, 2008
3) Williamson JD *et al*：Intensive vs standard blood pressure control and cardiovascular disease outcomes in adults aged ≥75 Years：a randomized clinical trial. *JAMA* **315**：2673–2682, 2016
4) Delgado J *et al*：Blood pressure trajectories in the 20 years before death. *JAMA Intern Med* **178**：93–99, 2018

「下げない」の立場より

　フレイルを伴う高齢者の血圧を下げるべきか下げざるべきか？　その疑問に答えるため，近年おこなわれた降圧療法に関する大規模臨床試験（RCT）のHYVETとSPRINTでは高齢参加者のフレイル評価をおこなっている．80歳以上を対象にしたHYVETにおいてはプラセボ薬に比べて実薬（降圧薬），75歳以上を対象にしたSPRINTのサブ解析においては標準的降圧（収縮期≦140mmHg）に比べて積極的降圧（≦120mmHg）が予後を改善する効果が得られたわけであるが，その効果は参加者のフレイルの程度にかかわらず認められたという結果が報告されている．

　RCTから得られた結果はエビデンスレベルが高いが，この結果から「高齢者ではフレイルにかかわらず積極的に降圧すべき」という結論が導かれるかといえば答えは否である．なぜなら，この結果は「RCTに参加可能な高齢者では身体機能にかかわらず降圧すべき」ことを示すものであり，RCTに参加できないほど身体能力の低下した高齢者にあてはめることはできないためである．両試験に共通した除外基準に含まれる介護施設入居者を対象とした多くの観察研究では，高血圧はおおむね予後悪化と関連を認めず，フランスの研究では2剤以上降圧薬を内服し収縮期血圧が130mmHg未満となった入居者はそれ以外と比べ生命予後が明らかに悪いことが示されている[1]．つまり，フレイルの程度が強い身体能力の低下した患者への降圧意義は不明であり，少なくとも積極的な降圧療法の対象にはならない．日本老年医学会が発表した「高齢者高血圧診療ガイドライン2017」においては降圧療法や降圧目標を個別に判断すべき対象として，自力で外来通院できないほど身体能力が低下した患者を含めているが，これは「RCTに参加できないほど身体能力の低

下したフレイル高齢者」をイメージした推奨である.

（山本 浩一）

▌ References ▌

1) Benetos A *et al*：Treatment with multiple blood pressure medications, achieved blood pressure, and mortality in older nursing home residents：The PARTAGE Study. *JAMA Intern Med* **175**：989–995, 2015

知っておきたいフレイル・ロコモ・サルコペニアの概念

フレイル・ロコモティブシンドローム（ロコモ）・サルコペニアは，超高齢社会を迎えたわが国において，要介護状態に至る最も重要な因子・病態として位置づけられる．詳しくは本シリーズ①の「フレイルとロコモの基本戦略」を参照されたいが，ここではその概念を簡単にまとめる．

▌▌▌ フレイルの基本知識

高齢化の進行とともに介護を必要とする高齢者が急増している．健常な状態から要介護状態への移行は脳卒中による場合などが代表的であるが，わが国では人口の高齢化により疾病構造が変化し，近年はフレイルやロコモに関連した事象により要介護に至るケースが増えている．

フレイルとは高齢期に心身の機能が低下し要介護に移行しやすい状態，すなわち要介護の前段階にあたる概念である（図❶）[1]．①身体的な衰え，②精神・心理的な衰え，③社会性（社会参加）の衰えの3要因からなり，これらが相互に影響し合い，負のアウトカムを形成する（図❷）．重要なポイントとして，このフレイルの段階でしかるべき対応をおこなえば健常な状態への改善が見込める「可逆性」を有する点である．フレイルの用語は英語の frailty に由来する．これまで「虚弱」などの訳が用いられてきたが，不可逆性のイメージがあり可逆性であることを強調するために，また国民への普及・啓発の観点からも名称の変更が検討され，2014年に日本老年医学会より「フレイル」を用いることが提唱された．

現在，世界的に最も使用されているフレイルの指標は Fried の診断基準（CHS 基準）であり，①体重減少，②歩行速度の低下，③筋力低下，④疲労感，⑤活動量の低下の5項目からなり，該当項目3つ以上でフレイル，1〜2つでプレフレイルとされている．

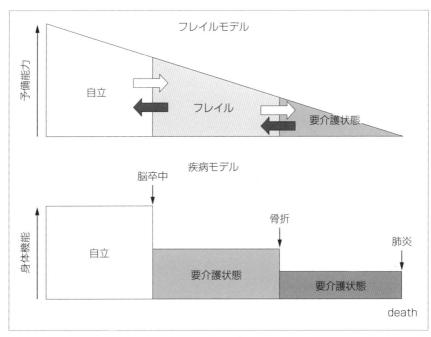

図❶ 要介護に至るフレイルモデルと疾病モデル

（文献 1 より作成）

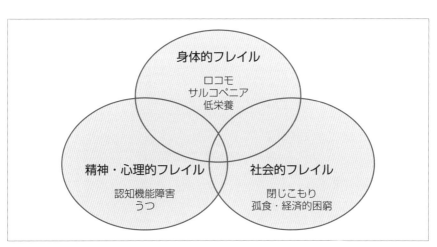

図❷ フレイルの多面性

フレイルは，身体的，精神・心理的，社会的要因からなる．適切な介入・支援により，生活機能の維持向上が可能

139

ロコモ・サルコペニアの基本知識

　ロコモは「運動器の障害によって，移動機能が低下した状態」と定義され，2007年に日本整形外科学会から提唱された．筋肉や骨，関節などの運動器に何らかの障害が起こり，「立つ」「歩く」といった運動器の機能が低下した状態を指す．進行すると自立した生活が損なわれ，要介護リスクが高まる．ロコモは，身体的フレイルと類似する概念と言えるが，移動機能を主要アウトカムとして扱い，関節や脊椎の障害などが強調されている．ロコモの原因は，サルコペニア（筋力の低下），バランス能力の低下（平衡機能の低下）などの加齢に伴う運動器の機能不全に加えて，高齢者に多くみられる運動器の疾患（骨粗鬆症，変形性脊椎症，変形性関節症）などがあげられる（図❸）[2]．

　サルコペニアは，ギリシア語のサルコ（sarx，筋肉）とペニア（penia，減少）を組み合わせた造語である．「高齢期にみられる骨格筋量の低下と筋力もしくは身体機能（歩行速度など）の低下」と定義され，筋量や筋力が低下することでバランスを崩し転倒・骨折を招来する．サルコペニアはフレイルやロコモの重要な構成要因である．低栄養，筋力低下，活動量低下，易疲労感，体重低下といった一連の負のスパイラルが形成される「フレイルサイクル」のなかで，サルコペニアはその中核をなす（図❹）[3]．また，運動器の機能不全にもサルコペニアは関与しロコモの原因疾患の一つにあげられる．

　フレイル・ロコモ・サルコペニアの概念は一部オーバーラップがみられるが，高齢期の身体機能や生活機能低下の予防を目的としている．今後，種々の臓器あるいは疾患とのかかわりについても認識を深める必要があり，医師のみならず多職種で連携を取り合うことが重要となる．

▌ References ▌

1) 葛谷雅文：超高齢社会におけるサルコペニアとフレイル．日内会誌 **104**：2602-2607，2015
2) Nakamura K：The concept and treatment of locomotive syndrome：its acceptance and spread in Japan. *J Orthop Sci* **16**：489-491, 2011
3) Xue QL *et al*：Initial manifestations of frailty criteria and the development of frailty phenotype in the Women's Health and Aging Study II. *J Gerontrol A Biol Sci* **63**：984-990, 2008

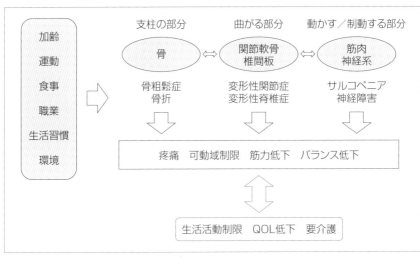

支柱の部分　曲がる部分　動かす／制動する部分

加齢　運動　食事　職業　生活習慣　環境

骨　⇔　関節軟骨 椎間板　⇔　筋肉 神経系

骨粗鬆症 骨折　　変形性関節症 変形性脊椎症　　サルコペニア 神経障害

疼痛　可動域制限　筋力低下　バランス低下

生活活動制限　QOL低下　要介護

図❸　ロコモティブシンドロームの構成要素

（文献 2 より改変引用）

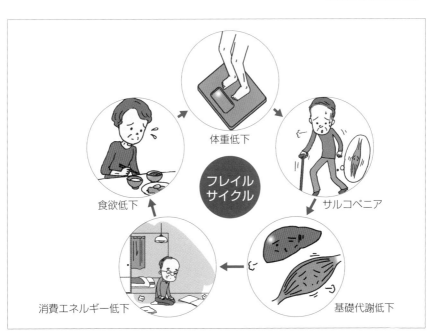

体重低下

フレイル サイクル

サルコペニア

食欲低下

消費エネルギー低下

基礎代謝低下

図❹　フレイルサイクル

サルコペニアはフレイル・ロコモの重要な構成要素である．サルコペニアとそれに伴う筋力低下，活力低下，低栄養，活動度低下など互いに悪循環・連鎖を形成し，要介護状態への進行につながる．

（文献 3 より改変引用）

索 引

フレイル対策シリーズ ⑤
循環器系と健康長寿・フレイル対策

2022 年 10 月 5 日　第 1 版第 1 刷発行Ⓒ　　　　　　定価 3,300 円
（本体 3,000 円＋税 10％）

監修者●葛谷　雅文
楽木　宏実
編集者●大石　　充
発行者●鯨岡　　哲

発行所　株式会社　先端医学社
〒103-0007　東京都中央区日本橋浜町 2-17-8
浜町平和ビル
電　話（03）3667-5656（代）
ＦＡＸ（03）3667-5657
http://www.sentan.com
E-mail：book＠sentan.com
振　替　00190-0-703930
印刷・製本/三報社印刷株式会社

乱丁・落丁の場合はお取替いたします.　　　　　　　　Printed in Japan

・本書に掲載する著作物の複製権・翻訳権・上映権・譲渡権・公衆送信権
（送信可能化権も含む）は，株式会社先端医学社が保有します.
・JCOPY ＜㈳出版者著作権管理機構委託出版物＞
本書の無断複写は著作権法上での例外を除き禁じられています.複写される
場合は，そのつど事前に，㈳出版者著作権管理機構（電話 03-5244-5088,
FAX 03-5244-5089, e-mail: info@jcopy.or.jp）の許諾を得てください.

ISBN978-4-86550-460-6　C3047　¥3000E